祝天泽 著

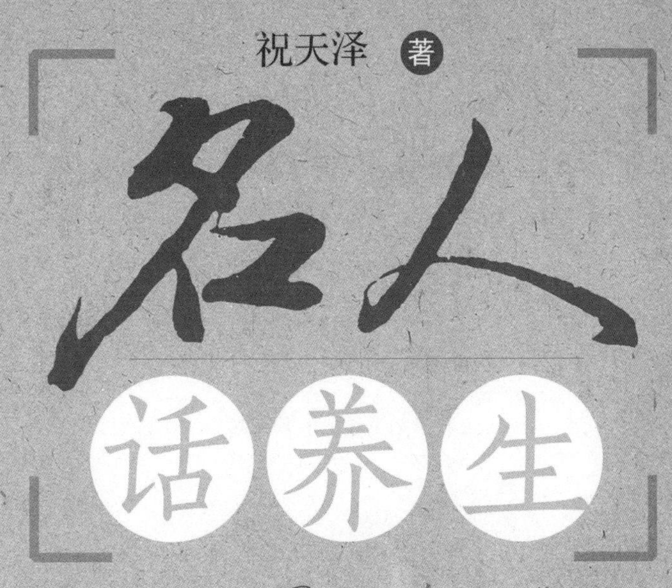

名人话养生

探寻45位当代名人的健康长寿秘诀

姜昆 陆春龄 赵青 马金凤 徐玉兰 蔡正仁 梅葆玖 尚长荣 叶惠贤 丁建华 归亚蕾 赵雅芝 梁波罗 濮存昕 雷恪生 张少华 李明启 蓝天野 游本昌 田华 谢芳 秦怡

方成 干祖望 吴孟超 邓伟志 徐中玉 刘心武 叶辛 舒乙 杨绛 陈燮阳 郑小瑛 曹鹏 何占豪 黄准 阎肃 乔羽 胡宝善 李光羲 郭兰英 周小燕 王汝刚 李九松 嫩娘

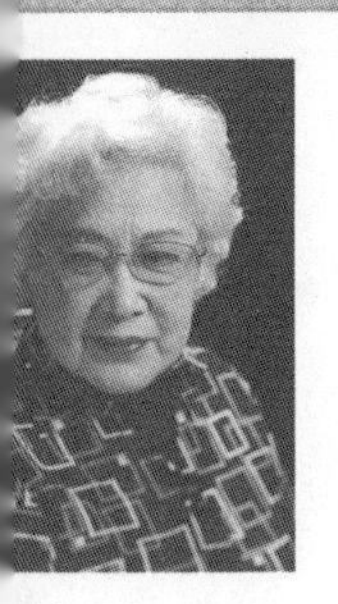
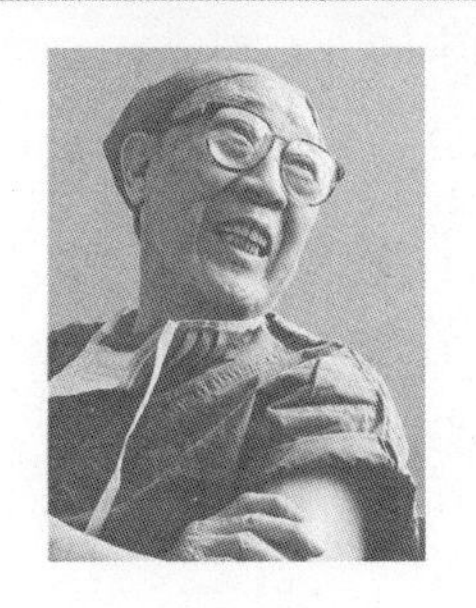
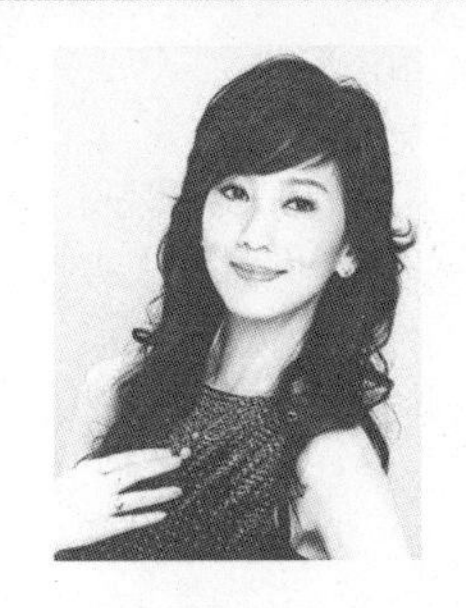
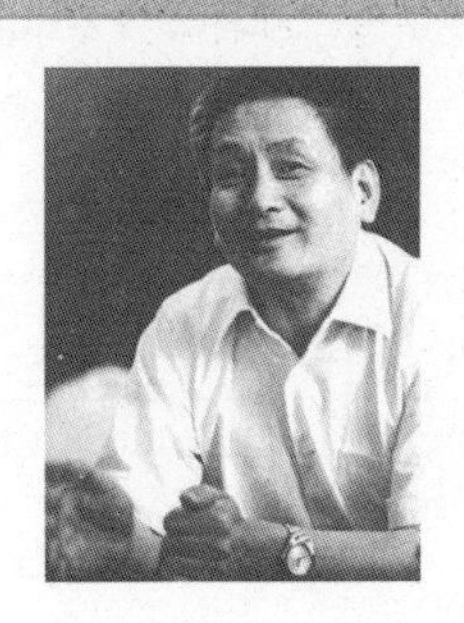
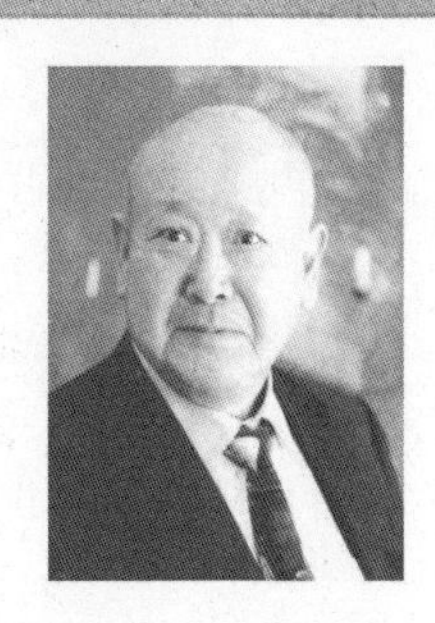

上海科学技术出版社

图书在版编目(CIP)数据
名人话养生 / 祝天泽编著 .
—上海：上海科学技术出版社，2016.10
ISBN 978-7-5478-3259-2

Ⅰ. ①名… Ⅱ. ①祝… Ⅲ. ①名人－养生（中医）－经验－中国 Ⅳ.
① R212

中国版本图书馆 CIP 数据核字 (2016) 第 222070 号

责任编辑 杨天齐 许 蕾
美术编辑 曹燕萍

名人话养生
祝天泽 著

上海世纪出版股份有限公司
上 海 科 学 技 术 出 版 社 出版
（上海钦州南路 71 号 邮政编码 200235）
上海世纪出版股份有限公司发行中心发行
200001 上海福建中路 193 号 www.ewen.co
苏州望电印刷有限公司印刷
开本 787×1092 1/16 印张 10
字数 62 千字
2016 年 10 月第 1 版 2016 年 10 月第 1 次印刷
ISBN 978-7-5478-3259-2/R・1230
定价：28.00 元

周太彤为本书题词

名人话养生

（周太彤曾任上海市副市长、上海市政协副主席）

目录

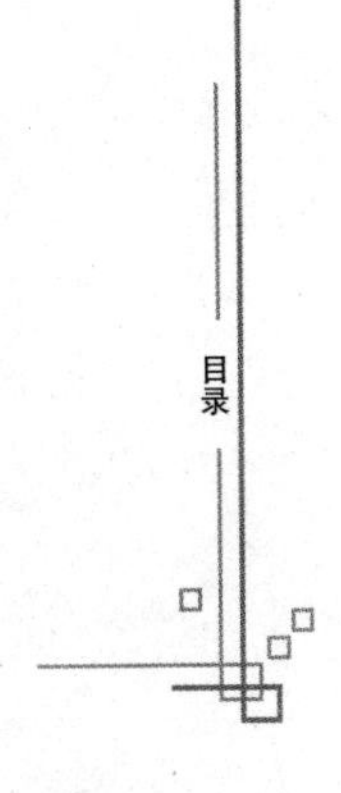

第三章 乐声传四海

第四章 笔墨永流芳

序一

健康是金，健康是福；健康是人生的基石，健康是事业的依托；金山银山不如“健康山”，钱多不如寿多，房宽不如心宽；钱财都是身外物，只有健康才是属于自己的。谈起健康，人们会用种种美好的语言来形容它。人们关注它，珍惜它，一辈子守护它。在人生的长河中，健康比什么都珍贵。

本书的作者祝天泽先生是一位资深新闻工作者。他在多家知名媒体工作过，当过记者、新闻部主任，荣获过“全国优秀新闻工作者”称号，其作品也多次获奖。退休后，他从事健康科普工作，经过多年努力，采访了百余位名人，探寻名人的养生之道。

名人的养生之道各有特色。表演艺术家秦怡坚持每天散步，表演艺术家游本昌自创了“游氏按摩法”，主持人叶惠贤坚持健身，京剧大师尚长荣酷爱游泳，滑稽戏大师嫩娘坚持做自创的健身操，歌唱家郭兰英经常按摩穴位，百岁“国医大师”干祖望讲究“猴行、蚁食、龟欲、童心”……他们从自身实际出发，摸索出了独到的养生方法，并收获了健康和长寿。

作者在采访中注重观察与思考，善于把握人物特色，抓住其极具个性的语言。本书内容有趣，文笔流畅，读起来回味无穷。

如今，患慢性疾病或处于“亚健康”状态的人不在少数。究其原因，有以下几条：有的人是因为一心扑在事业上，工作压力大，不懂得劳逸结合；有的人是因为缺乏健康知识，没有控制好饮食，也没有养成运动的习惯；有的人是因为生活方式不科学，喜欢吸烟、熬夜。因此，加强健康科普尤为重要。

作者正是抱着这种想法，写作并出版了这本书。本书内容丰富，其中既有名人的人生故事，也有他们独到的养生见解。本书真是一本传授养生经验的好教材。

需要特别指出的是：不少名人的人生之路并非一帆风顺，他们在疾病面前表现出的乐观豁达的心态与坚强不屈的意志，令人钦佩。

秦怡经历过三次手术，勇于战胜疾病。她在90岁高龄时仍坚持伏案写剧本，赴青藏高原拍电影。她多次慷慨解囊，帮助灾区人民，获得一片赞誉。

作曲家黄准“多管齐下”，与糖尿病抗争了30多年。这30多年中，她从未停止过创作，谱写了一曲曲美妙动听的曲子。

表演艺术家梁波罗战胜了死亡率很高的疾病——急性出血坏死型胰腺炎。身体康复后，他重新回到了艺术舞台，不仅在主持、戏曲、影视等领域展示才艺，还热心指导社区的文化活动。

这些艺术家是对抗疾病的勇士，他们以自己的行动谱写了一曲曲生命的赞歌。他们的精神是多么可贵啊！

有诗云：

家有万顷田，日食三餐粮。
屋有千百间，夜宿三尺床。

我想这些可敬可佩的名人，一定都了解这首诗的意蕴。

名人为我们提供了宝贵的养生经验，在健康之路上，他们是我们的好榜样。

您想获得健康的体魄吗？赶快行动起来吧。去草地上呼吸新鲜的空气，踢踢腿，活动活动身子，自由地放飞心情吧！打开健康之门的金钥匙就在您自己的手中！

中国作家协会副主席 叶辛

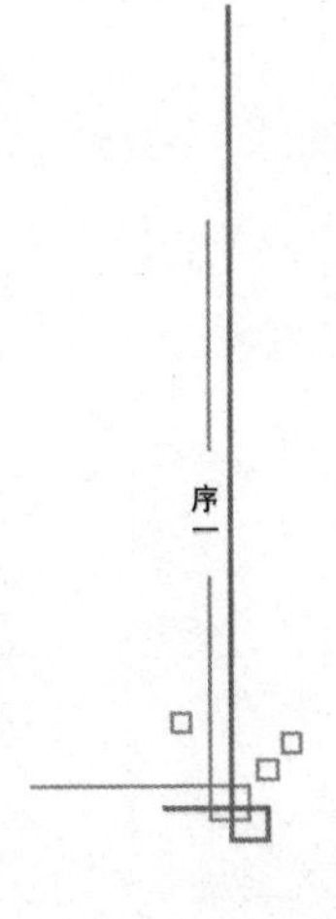

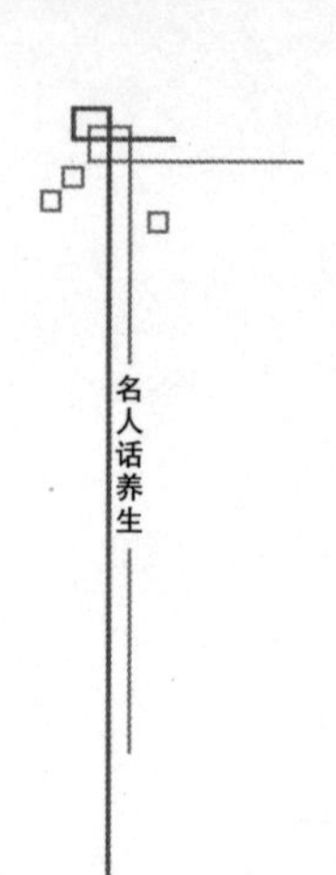

序二

人的生命只有一次，十分珍贵。谁都想活得长一些，活得有质量一些，在有限的生命中为社会多作一些贡献。

这都涉及一个问题——养生。养生能使身体更健康，养生的重要性，怎么说都不为过。

本书是一本谈养生的书，书中一共收集了45位名人的养生体会和经验。

在当今社会，人们的生活节奏快，工作压力也大。有的人像陀螺一样，在不停忙碌中忽视了自己的身体；有的人缺乏健康知识，不懂如何养生。我建议这些同志都来读一读这本书，学习名人的养生方法和良好的生活习惯，使自己也能收获健康和长寿。

本书的作者祝天泽先生跟我是老朋友了，我们有30多年的交情。我对他的印象是：为人勤奋，热爱写作，平时三句话不离新闻工作这一老本行。

在长达数十年的职业生涯中，祝天泽笔耕不辍，发表了不少优秀作品，得到了读者和业内人士的一致好评。退休后，他又投身健康科普事业，从事名人养生访谈工作。

为了将名人的长寿经验分享给广大读者，祝天泽不辞辛劳，几年来陆续对数十位享誉中外的当代名人进行深度访谈，并将这些名人宝贵的养生经验记录下来。本书内容充实，文笔生动，可读性强，真是一部佳作！

本书的成书过程也告诉我们：有志者事竟成。哪怕已经退休了，哪怕早已青春不再，我们只要对自己的事业执着坚守，孜孜以求，迟早是会有收获的。

上海市浦东新区企业、企业家联合会执行会长 李人俊

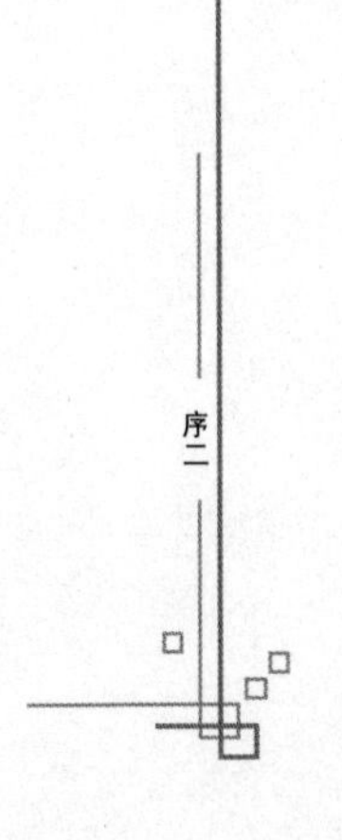

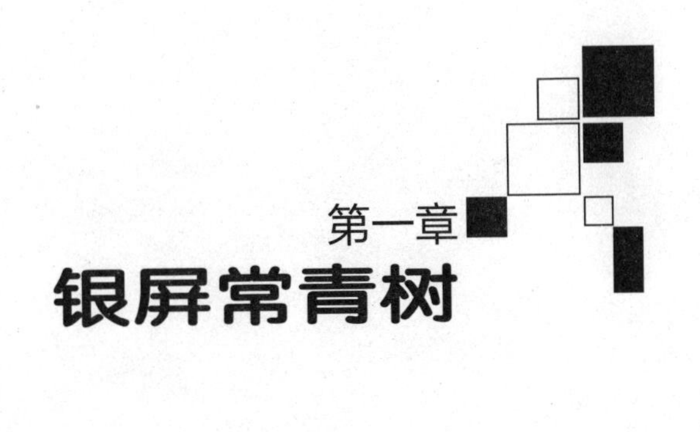

第一章 银屏常青树

表演艺术家秦怡：

电影让生活更美好

“好的电影描绘美好的人、美好的感情和美好的思想，能给人以正能量，能提升人的精神境界。”

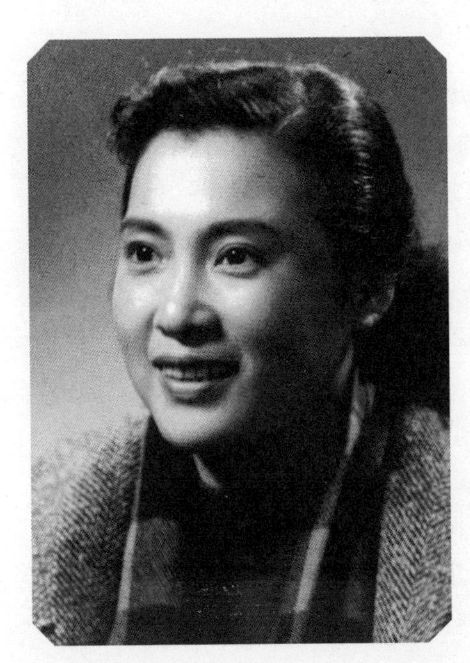

满头银色的卷发，精致淡雅的妆容，优雅得体的服饰……年过九旬的秦怡，依然从内而外地散发着美。如今，秦怡仍旧整日忙忙碌碌的，或参加电影盛典，或接受媒体采访，或伏案创作剧本，似乎没有一丝倦意，始终精神饱满。

许多人都会问她同一个问题：您年岁这么大了，为何还有这么好的工作状态？

秦怡回答道：“主要是我的心态比较好，很乐观，觉得工作

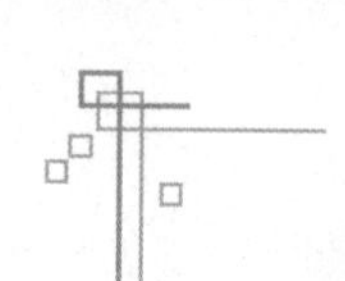

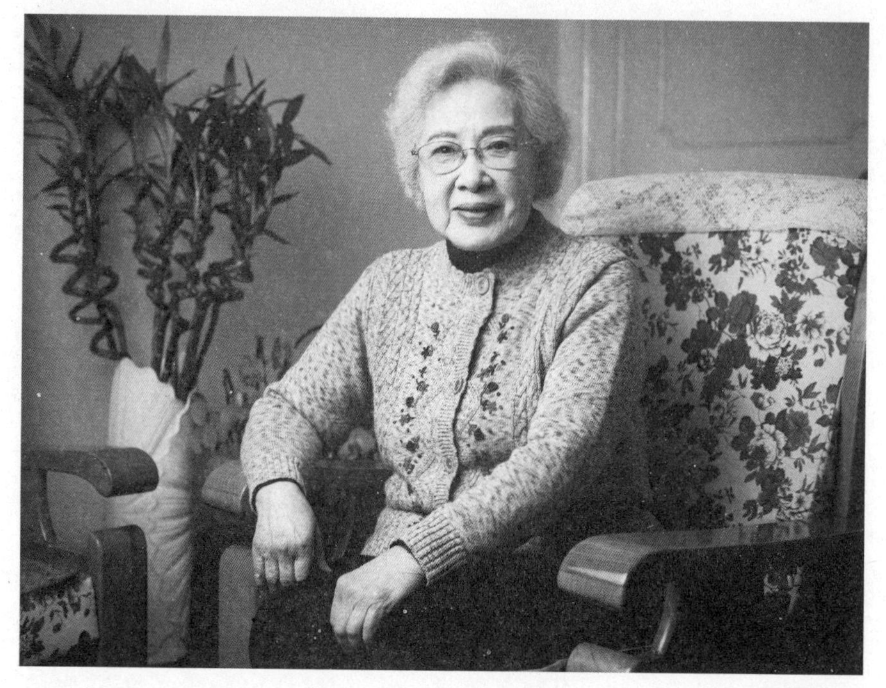

苦一点、累一点算不了什么。”

不熟悉秦怡的人，可能会以为她身体一直很好。其实，她曾动过三次手术，其中最严重的一次是在1966年春节期间，那时她被查出患上大肠癌。手术后，她的病情依然很严重。

当时，一位德高望重的老大姐闻讯后，亲自给秦怡写了一封信，信上说：“既来之，则安之。一个共产党员，应面对现实，无所畏惧，从战略上藐视疾病，战术上重视疾病。相信你一定能战胜病魔，勇往直前……”

“这封信犹如精神上的强心剂。大姐的关怀温暖了我的心，让我坚定了战胜疾病的信心。我没有辜负她的期望，至今已安然度过了数十载。”回忆起这段经历，秦怡感慨道，“良好的心态，以及乐观向上的情绪，帮助我最终战胜了病魔。我想跟大家说，当疾病到来时，我们不能被它的来势汹汹所吓倒，要坚强地与疾病抗争。”

工作是美丽的。

秦怡
二〇一六.七.五

秦怡题词

“人只要开心就好。”这就是秦怡的人生哲学。这份安然与乐观，帮助她一次又一次战胜了病魔。

在生活中，带给她最多欢乐的，当然是电影。秦怡视电影事业为生命。每逢优秀电影上映，她都会去电影院观赏。她非常乐意参加一些电影奖的评选活动，经常担任评委或颁奖嘉宾。看到中国电影在国际电影节上屡屡获奖，她更是兴奋异常。

2010年，秦怡筹划了首届“上海中外无声影片展”，播放《桃花泣血》《卓别林》等经典“默片”，并邀请国际知名演奏家根据情节的发展，现场伴奏，赋予那些老电影以新生。

不久前，秦怡独立完成了电影《青海湖畔》的剧本创作。这部电影聚焦一群为青藏铁路通车而攻坚克难的专家，讲述青藏铁路的修建过程。为了创作好这部作品，她专门去青海湖考察了半个月。她还在这部影片中无偿出演一位女工程师。秦怡感叹道：“电影让生活更美好，从事这项工作，让我无比快乐和幸福！”

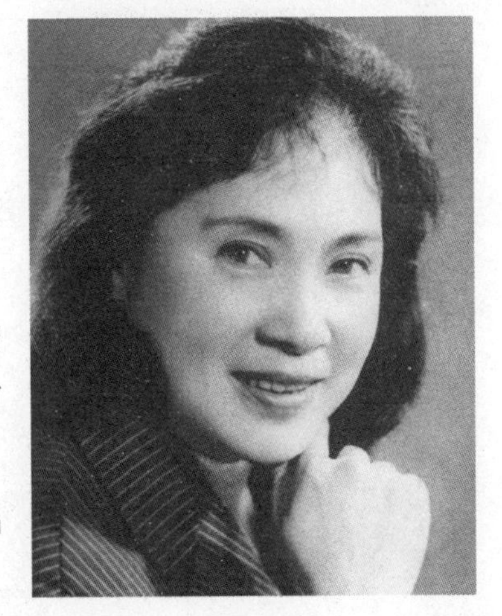

谈到养生之道，秦怡说：“平时我比较忙，没有时间参加体育运动。因此，我主要靠散步与快走来锻炼身体，每天都会走上几千步。有时去不远的地方办事，我还会故意不坐车，步行前往。散步确实改善了我的身体情况。”

当笔者问她平时是否会吃保健品或补品时，秦怡给出了否定的回答。

她说："平时把饭菜吃好就行了，并非一定要吃山珍海味或各类补品。多吃些应季的蔬菜，有什么就吃什么，什么都吃一点，这样才能保证营养均衡。"

秦怡崇尚助人为乐。多年来，她积极投身慈善事业和公益活动，还被授予"上海市慈善之星"的光荣称号。2008年，她向汶川地震灾区捐款20万元。她说："当我从电视上看到灾民搬进了新建的房屋，孩子们重新背上书包去上学，我的内心感到无比快乐。人生还有什么比这更幸福的呢？"

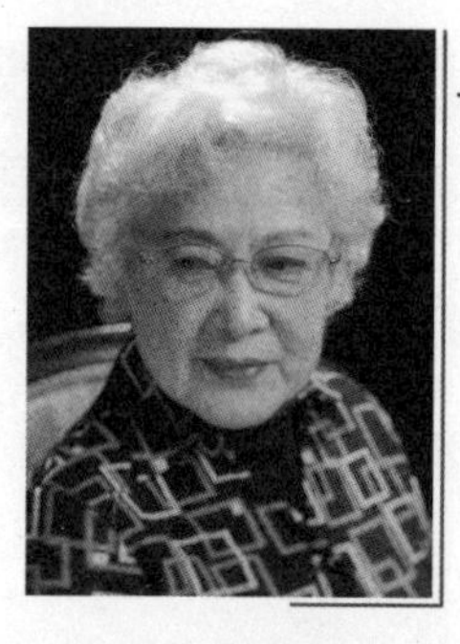

秦怡简介：

秦怡，1922年出生于上海，从艺70余年。她是我国最著名的影视、话剧表演艺术家之一，曾荣获"上海文艺家终身荣誉奖""中国电影金鸡奖·终身成就奖"等大奖，并被授予"中国十大女杰""国家有突出贡献电影艺术家"等荣誉称号。她那些流光溢彩的荧幕形象，深深刻在了一代又一代中国观众的心中。她的代表作有《铁道游击队》《女篮五号》《上海屋檐下》《母仪天下》《青海湖畔》等。

“林道静”谢芳：

人生的第二条起跑线

“一个人退休之后，即将翻开新的篇章。我们要早早做好规划，不要输在人生的第二条起跑线上。”

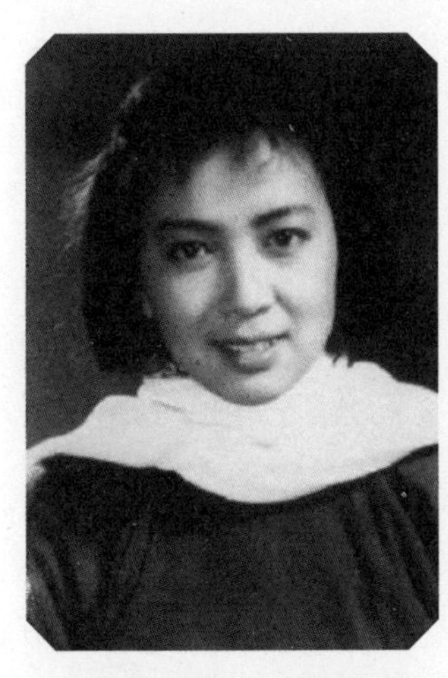
《青春之歌》（饰 林道静）

著名表演艺术家谢芳把退休生活称为“人生的第二春”。

在她看来，要如何过好这个“第二春”呢？

谢芳说：“我觉得要先做一个总体安排。比如，计划好每天哪个时段做什么。有动有静，劳逸结合。然后，就按照计划认真落实。相反，如果一退休就过上杂乱无章的生活，又如何能健康呢？每个老年人都应该懂得这个道理。”

谢芳从不避讳谈养生。她说：“我觉得养生就是调养生命，使自己健康长寿。这是好事，何乐而不为呢！”

她的养生经验可以用四个关键词来概括：写作、种花、垂钓和唱歌。

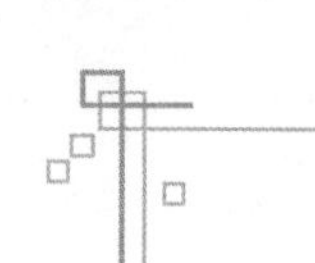

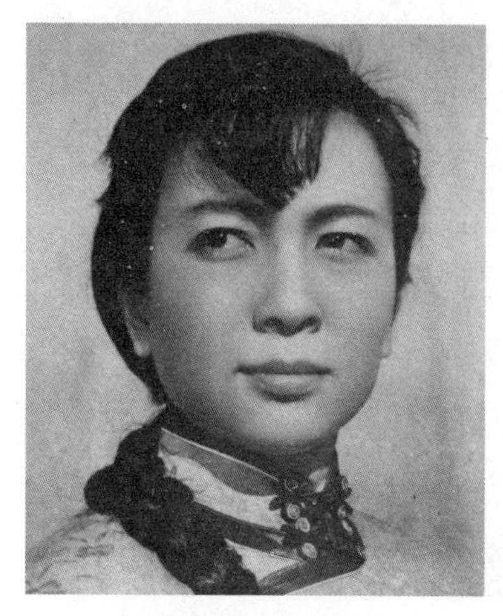
《早春二月》（饰 陶岚）

喜欢谢芳的读者朋友，经常会在报刊上看到她写的随笔、散文和品评影视作品的文章，并被她独到的见解和优美的文笔所吸引。谢芳喜爱写作。除了给报刊投稿外，她还经过几年努力，完成了18万字的长篇小说《不沉的湖》和长篇回忆录《往事匆匆》。

谈到写作，谢芳说："而今出书已非作家、科学家的专利，普通人也可以出书。为了写书，我经常夜里躺在床上打腹稿。每当提起笔来，我便感到激情澎湃，忘记了年龄，仿佛一下子回到了青年时代。手捧着自己写的书，总觉得喜滋滋的。写作真是太美妙了，它给我带来了别样的快乐！"

在谢芳看来，生活中不能没有绿色。她在房前屋后，种植了数十种花草。每逢春夏，满眼姹紫嫣红，煞是好看。

谢芳说："花草能带给人健康。它们不仅能净化空气，还能慰藉人的心灵。看着花花草草生机勃勃的样子，我也跟着有了活力。再说，翻土、浇水、剪枝、拔草、灭虫等轻微劳动，很适合我们老年人。"

谢芳喜欢垂钓。她经常和丈夫一起，穿着有防风帽的外衣，拿着长长的钓竿和其他一些钓具，蹬着防水的旅游鞋，去北京郊外的鱼塘钓鱼。由于技术娴熟，她还在中华名人垂钓俱乐部组织的钓鱼比赛中多次夺冠。

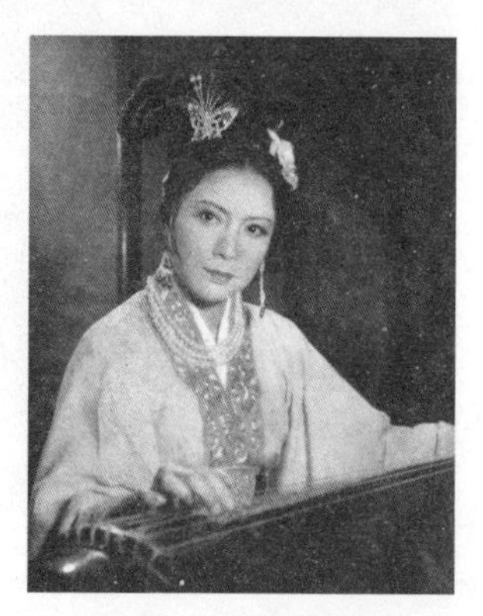
《李清照》（饰 李清照）

在谢芳看来，垂钓不仅是一项有趣的休闲活动，还是一种修身养性的方式。垂钓时，心静神凝；收获后，心生喜悦。这都对健康有帮助。

也许是演过歌剧的原因，谢芳一直非常

爱唱歌。每天早上起床后，她都会对着窗外练练嗓子，唱上几句。参加文化活动时，她还会应邀与老伴一起登台演出，唱几首经典老歌，如《我心中的玫瑰》《望星空》《幸福在哪里》《为了谁》等。

谢芳与丈夫张目同台高歌

“唱歌是一种抒发感情、表达心声的方式，也是一项非常好的健身活动。”谢芳介绍道，“不少歌唱家都很长寿，除了其他养生之道外，唱歌也起到了一定的辅助作用。”

“我经历过战乱和贫困。这么多年下来，越发觉得快乐和健康才是人们最该珍惜的东西。”谢芳感叹道，“人老了一定要学会保养。养生的方法很多，但最根本的是保持积极乐观的精神状态。心态好了，就抓住了打开长寿之门的金钥匙。”

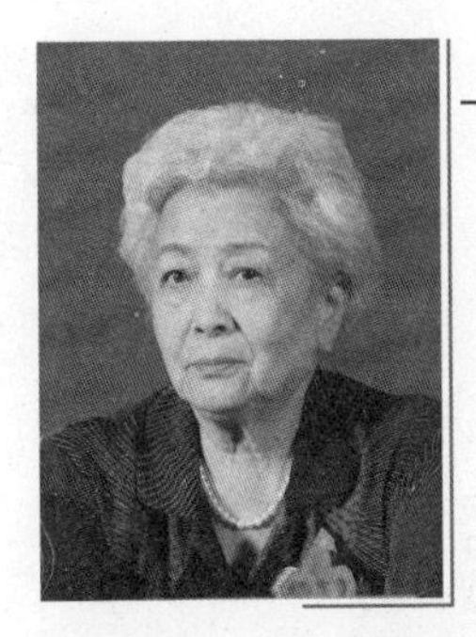

谢芳简介：

谢芳，1935年出生于湖北黄陂的一个知识分子家庭。1959年，她因扮演《青春之歌》中的林道静而一举成名，从此步入影坛。谢芳善于扮演知识女性，她的表演含蓄而细腻，她浓浓的书卷气和独特的文艺气质，给观众留下了深刻的印象。她曾荣获“金凤凰奖·终身成就奖”等大奖，代表作有《青春之歌》《早春二月》和《舞台姐妹》等。

“喜儿”田华：
多跟年轻人交朋友

“我的身体状况还不错，我要争取活过100岁，见证中国电影大繁荣、大发展的壮丽景象。”

她是《白毛女》中的喜儿，也是《党的女儿》中的李玉梅，她就是著名电影表演艺术家田华老师。

如今，“白毛女”已是满头银发，“党的女儿”却依旧年轻。尽管已经是“奔九”的人了，但田华依然精气神十足，乐于参加各种文化和公益活动。

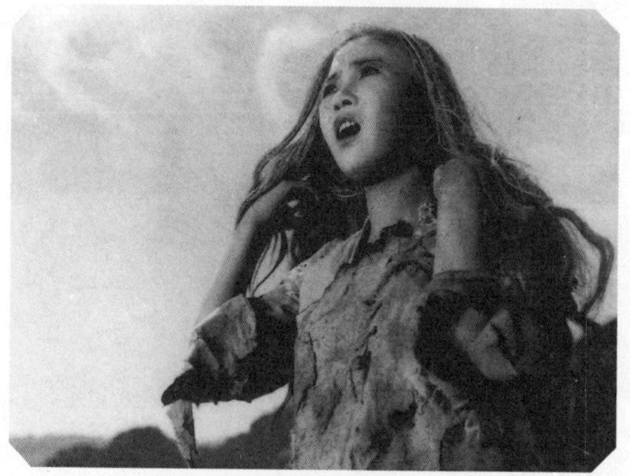

《白毛女》（饰 喜儿）

是什么让她如此精力充沛？根据自己的养生经验，田华总结出了四点：

人老了不能闲着；要懂得知足常乐；平常

多活动，多运动；要多跟年轻人交朋友。

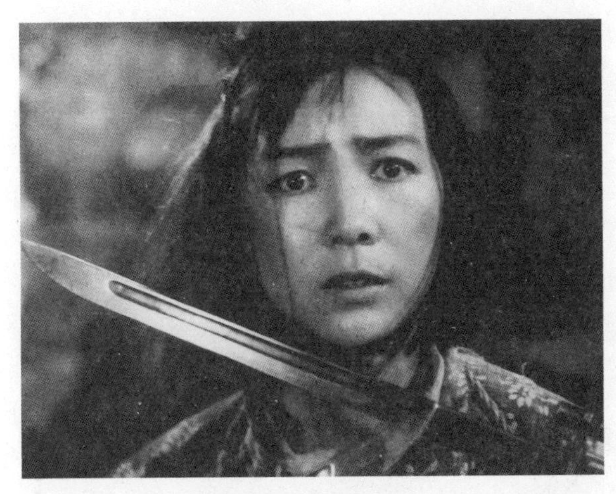

《党的女儿》（饰 李玉梅）

人老了不能闲着

在田华看来，中老年人退休后，要做些力所能及的工作，发展一两种兴趣爱好。无所事事，久坐久卧，都是对自身健康不利的。

“拿我来说，围绕我所钟爱的电影事业，参加与电影有关的各项社会活动和公益事业，都让我非常开心。当然，每个人的兴趣爱好各不相同，有人乐于当志愿者，有人爱好旅游，也有人喜欢歌咏活动或花卉栽培等。总之，以不闲着为好，适当做点事情，这样才能健康。”

知足常乐

田华说：“就拿我的收入来说，与当红青年演员相比，自然差了一大截。但与普通打工者相比，又略高一些。比上不足，比下有余，我感到很满足。”

在她看来：“人对物质生活的追求不能过高，要适可而止。在物质生活上，我们要跟过去比，跟不如我们的比，这样一比，人就满足了。无忧无虑，心情愉悦，才能健健康康。如果这山望着那山高，总感到不满足，满腹牢骚，整日焦虑，身体能好吗？”

常活动

田华有一套自己的锻炼方法：坐着或躺着的时候，就顺便伸伸腿脚和胳膊；闲着的时候，就爬爬楼梯。

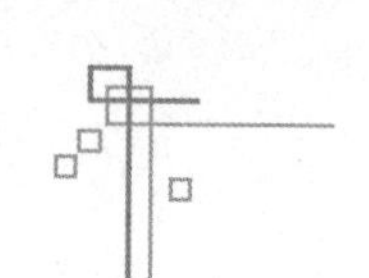

她说："老年人不宜进行剧烈运动，微微出汗就行了。"她还经常背绕口令，锻炼自己的记忆力。

多跟年轻人交朋友

田华有不少老年朋友，但生活中，她更喜欢与年轻人交朋友。

她说："年轻人比较敏锐，善于接受新鲜事物，办事风风火火，有朝气。经常与他们交流，可以感受到生命的活力，让我感觉自己也变得年轻了。"

前些年，田华曾因病住院，但经过医生的治疗，她身体恢复得很好。谈到疾病，田华说："人老了之后，难免会患上这种病、那种病。关键要做到早发现、早治疗，要重视一年一次的体检。小洞不补，大洞吃苦，平时有了病痛，不能大意，要及时去医院检查。"

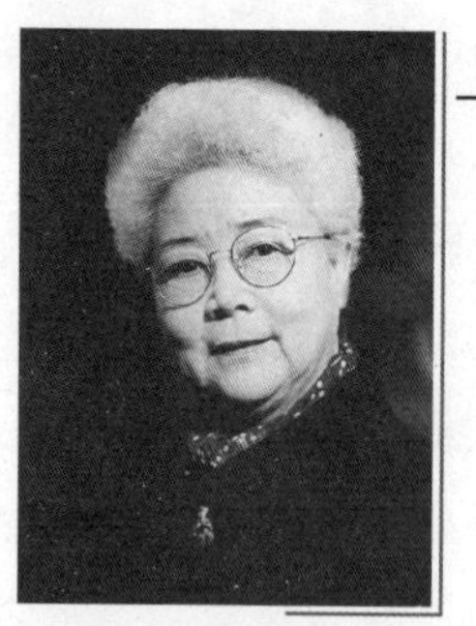

田华简介：

田华，原名刘天花，1928年出生于河北唐县。她出生的时候，家乡正流行天花，村里死了许多人，所以家人为逃过一劫的她起名"刘天花"。她12岁从家乡走出来，开始了对艺术的追求，并依照"天花"的谐音为自己取了艺名"田华"。她主演了《白毛女》《党的女儿》《秘密图纸》《法庭内外》《寻找成龙》等多部经典电影，荣获"金凤凰奖·终身成就奖""大众电影百花奖·终身成就奖"等多项大奖。

“济公”游本昌：
我的“游氏按摩术”

“健康来自于‘动’。当然，这种‘动’要适当、合理。久坐不动，危害健康。”

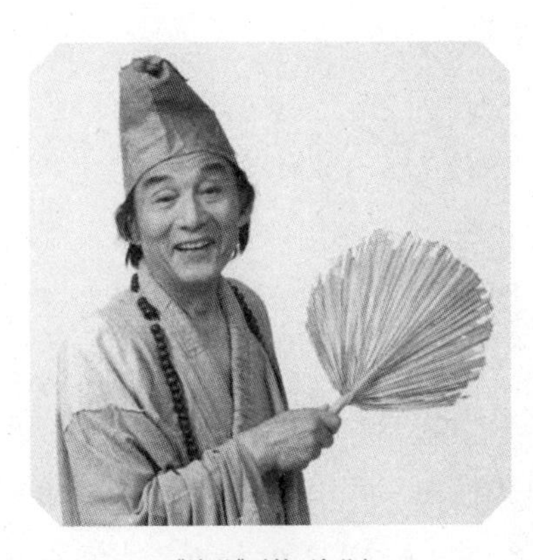

《济公》（饰 济公）

鞋儿破，帽儿破，身上的袈裟破。
你笑我，他笑我，一把扇儿破。
南无阿弥陀佛，南无阿弥陀佛……

每当这欢快而熟悉的旋律响起，人们眼前就会浮现出著名表演艺术家游本昌扮演的“济公”形象。不久前，笔者有幸在北京采访到了这位享誉海内外的老艺术家。

如今，游本昌已经80多岁了，但他依然身板硬朗，精神矍铄，说起话来神采飞扬，根本不像是一位年过耄耋的老人。他有什么独到的养生诀窍呢？

游本昌小时候身体并不好，有人说他活不过13岁，只有皈依佛门才能闯过这一劫。于是父母在他6岁时，把他送到上海的法藏寺拜兴慈

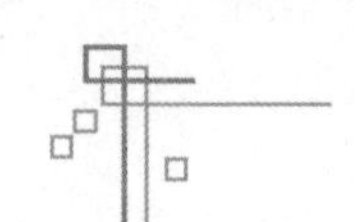

法师为师。

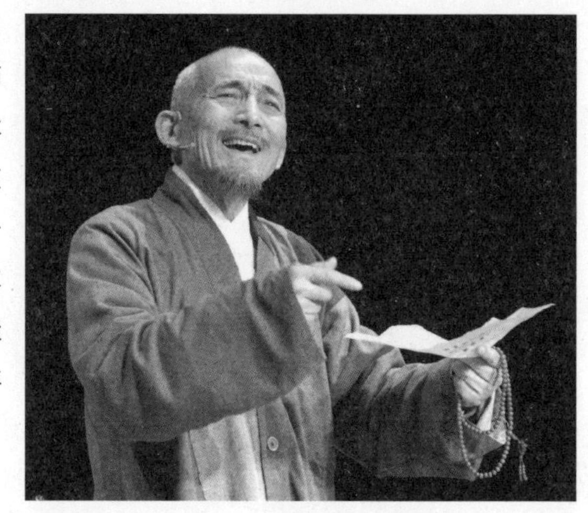

《最后之胜利》（饰 弘一法师）

游本昌从小跟随师父打坐和练拳术，身体状况逐渐好转。后来，在学校和工作单位，他也一直坚持锻炼身体。游本昌还有游泳的好习惯，蛙泳、自由泳、仰泳，各种样式他都会。

他向笔者介绍道："我感觉，是运动救了我的命。坚持运动，不仅让我活过了13岁，而且一直健健康康地活到现在。如今，我都80多岁了。"

在饮食上，游本昌提倡："吃早饭时要像皇帝，吃中饭时要像地主，吃晚饭时要像乞丐。"

早餐要吃得好，吃得丰盛，营养要全面，因为它要支撑人一上午的生活。一个人只有摄入充足的营养，让人体获得足够的能量储备，才能有精力学习和工作。游本昌说："现在有些年轻人不爱吃早餐，那是很不好的。营养跟不上，不仅白天会犯晕，影响工作和学习，长期下来还可能影响肠胃功能。"

"晚上则要吃得少，因为不久就要上床睡觉了，人体能量消耗较少，如果吃得太多，会对身体造成负担。"

游本昌的爱人是一位中医，他们夫妻二人都很注重养生，特别喜欢用按摩来养生保健。游本昌将自己平时的按摩方法戏称为"游氏按摩术"，还当场向笔者演示了一番。

游本昌说："先把手心和手背都搓热了，然后在全身上下摩擦，就像在洗澡一样。这样不仅可以促进血液循环，还能美容呢。"

他一边示范，一边解说："鼻子两边的迎香穴要按一按，按摩这里有利于预防感冒和治疗慢性鼻炎；足三里要按一按，常按足三里，胜吃老母鸡；脚底的涌泉穴也很重要，要搓一搓。”

除了按摩，游本昌还从太极拳和八段锦中得到启发，自创了一套健身操——“推压健身操”。说是健身操，其实主要只有两个动作：双手向上推和向下压。其重点在于身体要放松，尽量把身体舒展开来，活动关节和筋骨。

“人有骨才立，有筋才能行动。”游本昌介绍道，“人一旦上了年纪，就能明显感觉到筋骨僵硬，行动也不如年轻时灵活了。我这套健身操可以在一推一压之间，起到强筋健骨的作用。”

在游本昌看来，情绪的平和、稳定也对健康很重要。这是他的经验之谈。

游本昌的演艺事业并非一帆风顺。他扮演济公大获成功后，便投资100多万元拍摄了哑剧《游先生哑然一笑》，结果却无人问津。游本昌当时很失落，不过，他没有一蹶不振，而是很快便调整好了心态。

后来，他重整旗鼓，不仅出演了很多优秀影视作品，如《宝莲灯》《剑雨》《画皮2》等，还自导自演了电视剧《了凡》，并大获好评。

游本昌感慨道：“健康与人的情绪息息相关。只有保持乐观的心态，胜不骄，败不馁，才能获得事业和健康的双丰收。”

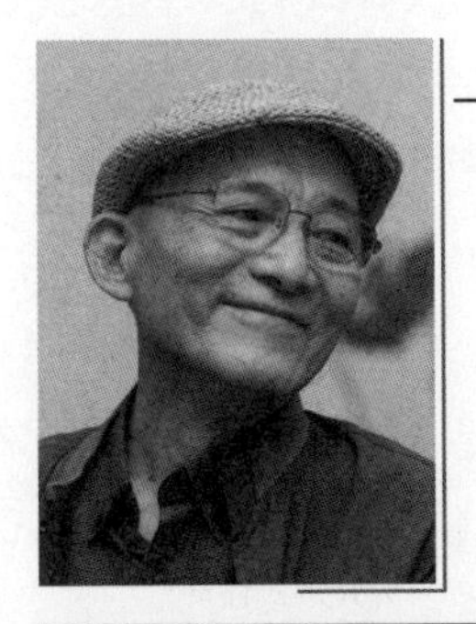

游本昌简介：

游本昌，1933年出生于江苏泰州，1956年毕业于上海戏剧学院表演系。1985年，因主演神话电视剧《济公》而红遍中国大江南北。他在该剧中诙谐自如、妙趣横生的表演，至今让人津津乐道。

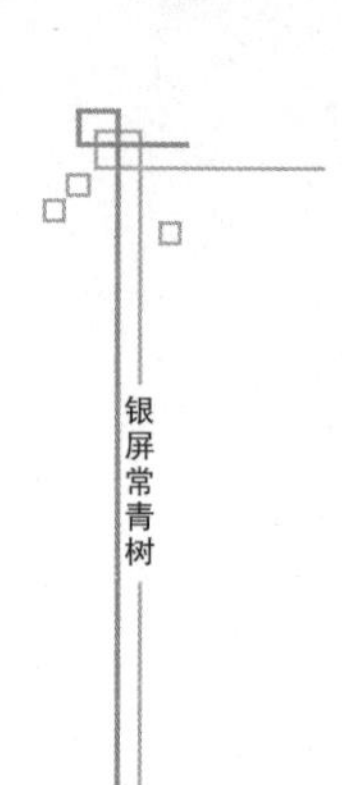

“姜子牙”蓝天野：“五忘”可养生

“有了坚强的精神支柱，生命才能放射出璀璨的光芒！”

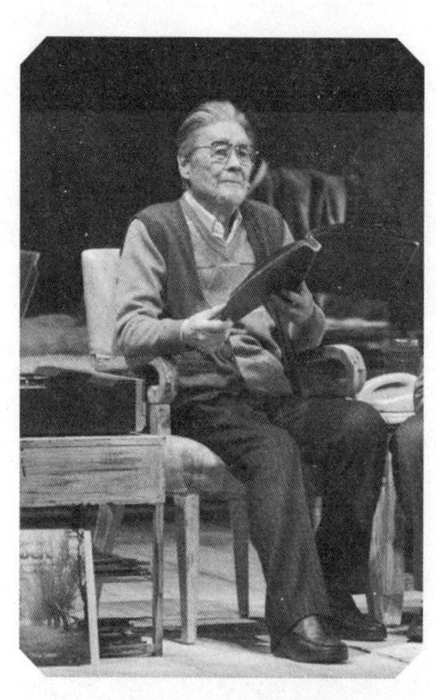
话剧舞台上的蓝天野

愿生命化作那朵莲花，
功名利禄全抛下。
让百世传颂神的骄傲，
我辈只需独占世间潇洒……

每当听到这首老歌，人们就会想起经典电视剧《封神榜》中仙风道骨的姜子牙。姜子牙的扮演者，正是我国德高望重的国宝级话剧、影视表演艺术家蓝天野老师。

蓝天野是北京人民艺术剧院的“老戏骨”了。喜欢话剧的朋友，一定对他并不陌生。如今，年近九旬的他依然活跃在话剧舞台上，用精湛的演技，把人物刻画得入木三分，令人拍案叫绝。

看着蓝天野在舞台上生龙活虎的样子，人们或许很难想象，年轻时的他身体并不好，还曾多次晕倒在舞台上。为何变化如此之大？蓝天野有什么独到的养生方法吗？

笔者从采访中了解到：自1987年离休后，蓝天野坚持体育锻炼，打了很长一段时间太极拳。

谈到打太极拳的好处，蓝天野说："打太极拳时，我们一呼一吸，气息缓慢而绵长，达到了练气的效果。而且太极拳柔和而有力的动作，能促进人体血液循环，起到强身健体的作用。"

蓝天野还有两大爱好：一是绘画，二是收集奇石。

蓝天野年轻时就读于国立北平艺术专科学校，在那里受过专业的美术训练，具有良好的绘画功底。20世纪60年代，他在上海结识了书画大师李苦禅和许麟庐，并跟随他们潜心学画。

离休后，蓝天野几乎天天挥毫泼墨，沉醉于山水画和花鸟画之中。他坚持"勤于笔墨、独辟蹊径"的思路，创作了很多极具艺术个性和文化内涵的优秀书画作品。2011年9月，他在中央美术馆举办了个人画展，展出百余幅画作，参观者络绎不绝。

蓝天野不仅在书画中自得其乐，还用书画帮助他人。有一次，他从报纸上看到，一个孩子在鼻子被老鼠咬掉后，整日戴着口罩出行。父母想为孩子治疗，却苦于凑不齐手术费。为了帮助这个孩子，蓝天野把自己的27幅书画作品送到拍卖行拍卖，并将拍卖所得全

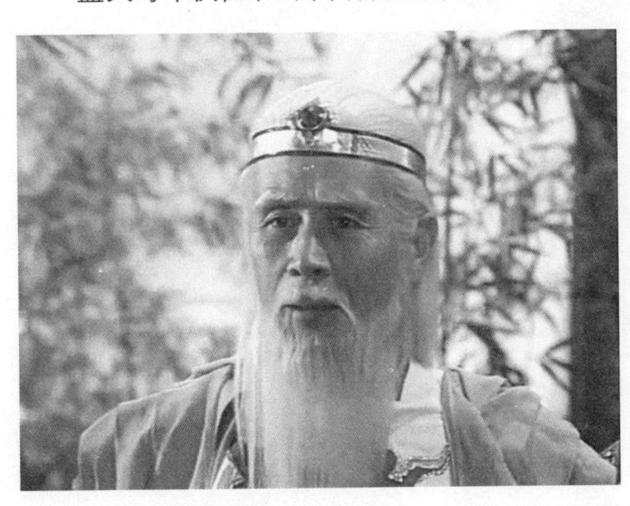

《封神榜》（饰 姜子牙）

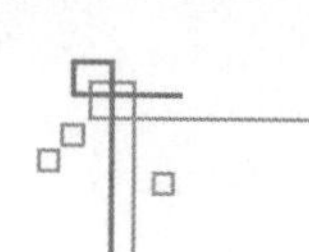

部捐给了这个孩子，资助他进行了手术。

蓝天野说：“绘画是一项修身养性的活动，不仅能陶冶情操，还能培养人的慈爱之心。绘画为我的人生带来了快乐与健康。”

蓝天野不仅是表演艺术家和书画家，还是一位奇石收藏家。凡是去过蓝天野家的人，都会发现他对奇石情有独钟。他的多宝格里陈列着各种奇形怪状的石头，桌上、茶几上和地上也放满了石头。这些石头都是蓝天野去各地拍戏或旅游时搜罗来的，上千块石头足以办个奇石展了。

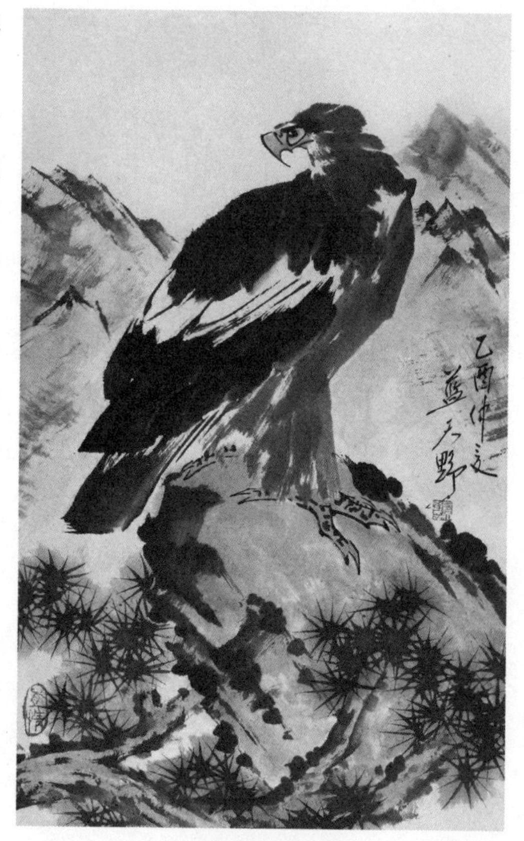

蓝天野的书画作品

空闲时，蓝天野会拿出一个个未经雕琢的奇石，细细把玩。他说：“每块石头背后都有一段历史。别看它小，却能反映当地的风貌。看着这些石头，我不由感叹祖国的地大物博。”

在蓝天野看来，良好的精神状态是保持健康的关键。他建议老年人做到“五忘”，分别是：

忘年、忘情、忘疾、忘劳和忘形。

忘年。整日长吁短叹，暮气沉沉，感慨“人老了，不中用了”，只会加速衰老的过程。相反，忘掉自己的真实年龄，保持一颗年轻的心，轻轻松松地生活，则能越活越有活力。

忘情。忘却昨日的是非恩怨，走出个人的小圈子，以豁达、乐观的心态面对生活，才能身心愉悦，延年益寿。

忘疾。人难免会生病。如果左思右想，顾虑重重，就容易加重病情。

忘劳。老年人在身体允许的情况下，应该适当做点工作，进行一些体育锻炼。相反，如果终日无所事事，又怎能健康长寿?

忘形。这里的“忘形”可不是说“得意忘形”，而是指适当地放弃物质追求，转向精神追求，重视修身养性。这对养生十分重要。因为高尚的道德修养，有助于让人坦然地面对万事万物。即使身患疾病，也能泰然处之，不焦虑，不颓丧。这样自然有利于战胜逆境，长保安康。

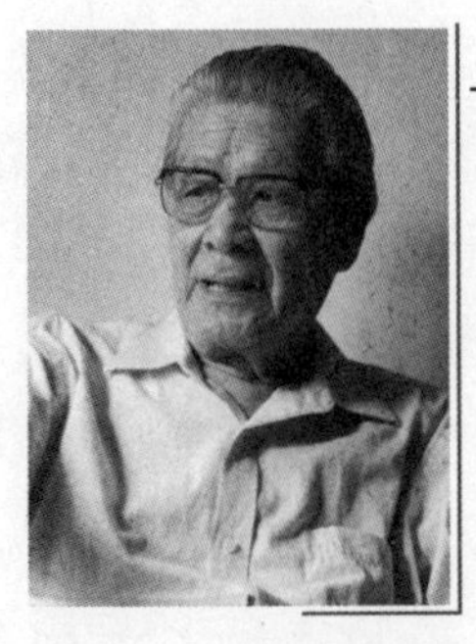

蓝天野简介:

蓝天野，1927年生于河北，著名表演艺术家、导演、书画家。在抗战时，曾加入革命剧社。后来，进入北京人民艺术剧院，投身话剧事业，在《茶馆》《北京人》《王昭君》《蔡文姬》等众多经典话剧中担任重要角色，还曾参演《末代皇帝》《渴望》《封神榜》等影视作品，获得过“中国戏剧奖·终身成就奖”“国际戏剧学院奖·终身成就奖”等大奖。

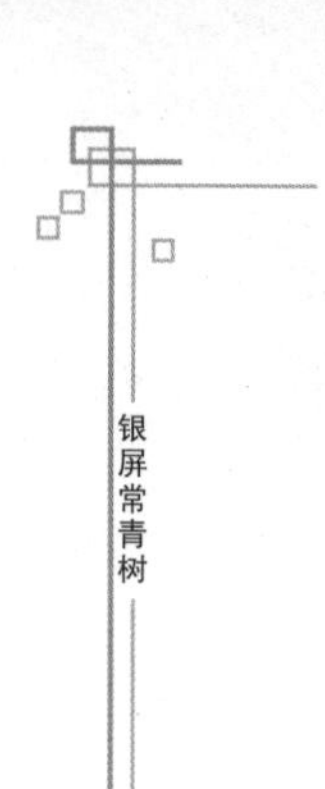

“容嬷嬷”李明启：没有一个长寿者是懒汉

“凡长寿者都好动。运动能减缓衰老，使人延年益寿。”

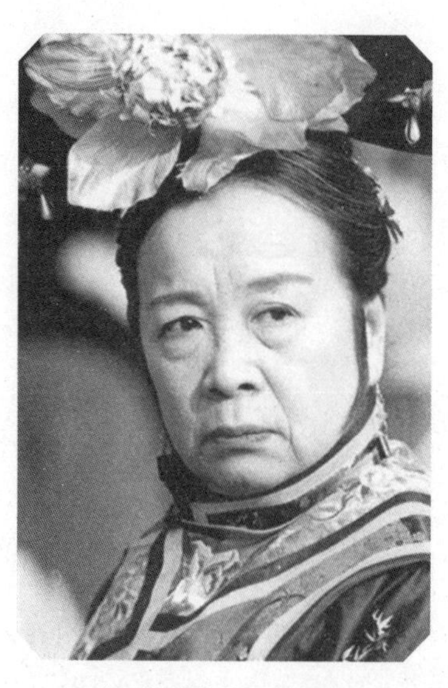

《还珠格格》（饰 容嬷嬷）

这是有“影坛常青树”之称的著名影视表演艺术家李明启老师的养生名言。

对于“李明启”这个名字，可能有的人还不太熟悉，但要是提起《水浒传》中住在潘金莲对门的王婆或是《还珠格格》中虐待紫薇和小燕子的容嬷嬷，那可是无人不知，无人不晓。

没错，李明启就是王婆和容嬷嬷的扮演者。别看她在电视剧中一副凶神恶煞、满肚子坏水的样子，在现实生活中，却是一位十分善良的老太太。她不仅积极参加各种公益活动，在剧组时，还会把工作人员吃剩的饭菜收集起来，喂周围的流浪猫和流浪狗。

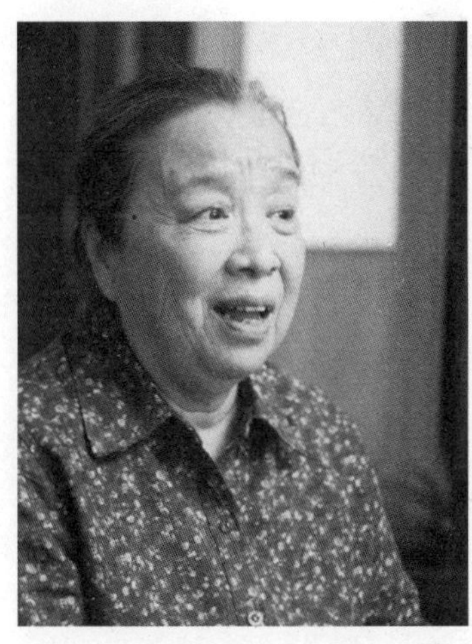
《漂亮女人》（饰 李母）

如今，80岁的李明启依然活跃在影视圈中。她说："我很欣赏一句英国谚语——没有一个长寿者是懒汉。我现在这么大年纪了，还能接戏，能参与一些影视剧的拍摄，这与我多年来一直重视养生保健不无关系。"

2013年，全国老龄办和国家卫生计生委联合发布了《中国老年人健康指南》，向老年人提出了36条建议。其中，要求有条件的老年人每日步行6 000步，或者做半小时体育锻炼，如跑步、打太极拳、游泳、跳舞、骑自行车等。

注重养生的李明启，早就做到了这些，并从中受益颇多。

"我看过中央电视台拍摄的一部采访百岁老人的专题片，片中的七八十位百岁老人，有的打拳舞剑，有的在田间劳作，有的忙于家务，有的爱好书画，没有一个是闲着的。"李明启说道，"他们的长寿秘诀就是'动则不衰'。"

每天早晨起床后，李明启都会先在室内稍微活动一下，然后便去室外步行1 000米，走到身体微微出汗。

外出时，只要路程不太远，她都尽量走着去。李明启还喜欢做家务，买菜、烧饭、打扫房间，即使工作再忙，她也尽量亲自去做。

李明启喜欢做手工。在拍戏之余，她经常会拿出毛线针，织毛衣或编织小饰物。她家冰箱上的手工艺品、沙发上的坐垫和老伴蛐蛐罐的漂亮外套，均出自她之手。

一些同行觉得奇怪，问她："毛衣、饰物，百货店有的是，买就是了，为何要一针一针地织？这多费劲。"

李明启一听就乐了，她笑着告诉大家："你们不懂，这也与健康有关！多动手可以锻炼人的大脑，手越勤快，大脑就越灵活，反应就越

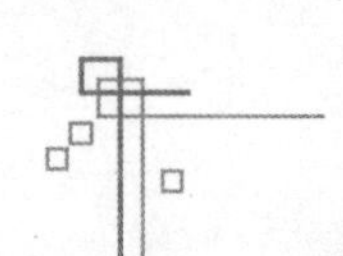

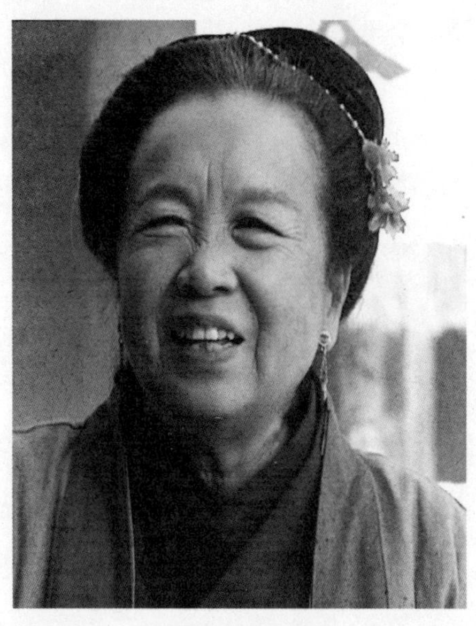

《水浒传》(饰 王婆)

快，人的记忆力也就越强。我的好记性就是这样锻炼出来的。"

虽然年纪大了，但李明启的记忆力依然非常好。有一次，在《家有九凤》的一场戏中，李明启要连着讲好几段台词，算下来有2 000多字。她一气呵成，一次就完成了，连导演都佩服她的超强记忆力。

李明启在饮食上讲究"三不"：不暴饮暴食，不挑食，不吃"垃圾食品"。

她说："病从口入。生活中一定要养成良好的习惯，把好食品安全关，防患于未然。"

她还非常喜欢吃一种东北菜——乱炖。

这种菜的做法非常简单，只要把肉末、豆腐、蘑菇、胡萝卜、青椒和大白菜等放在一起炖煮就行了。在李明启看来，"乱炖"不仅味道好，而且营养丰富，特别适合中老年人。

在做"乱炖"时，李明启会根据时令不同，放不同的蔬菜。不过，有一样菜，李明启每次都会把它放在"乱炖"中。

什么菜能让她如此情有独钟?

"胡萝卜。"李明启说，"胡萝卜又称'小人参'，里面含有多种营养成分，对身体很好。我经常吃。"

在拍戏之余，李明启很喜欢与同剧组的年轻演员交流，听一听他们对演戏的看法，与他们一起分享表演的乐趣。

每次拍完戏后，她还会主动把一些年轻演员请到家里，并亲自烧上一桌菜。大家一边吃饭，一边回顾演戏时的趣事，总有说不完的话。

“开心与健康是一对好伙伴，我正是在与这些年轻人的交流中收获了健康。”李明启说，“年轻人朝气蓬勃，充满活力和创造力。在跟他们的接触中，我感觉自己也变年轻了。”

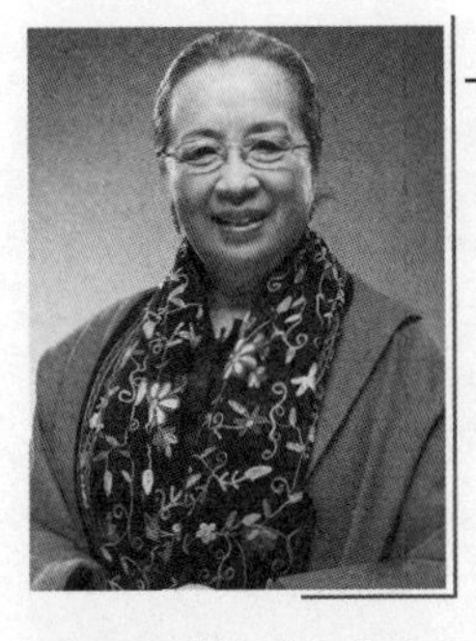

李明启简介：

李明启，1936年出生于辽宁丹东，著名影视表演艺术家。她早年为歌唱演员，后来从事话剧表演。她先后参与拍摄了《水浒传》《还珠格格》《家有九凤》《双面胶》《胡杨女人》等诸多知名影视剧，荣获过“中国电视剧飞天奖”“文华奖”等大奖，被称为“百变老太太”“电视荧幕上的常青树”。

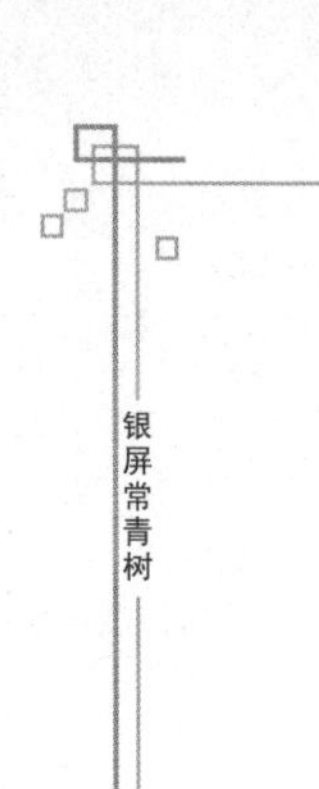

“丑娘”张少华：
“六字箴言”保健康

“日既暮而犹烟霞绚烂，岁将晚而更橙橘芳馨。故末路晚年，君子更宜精神百倍。”

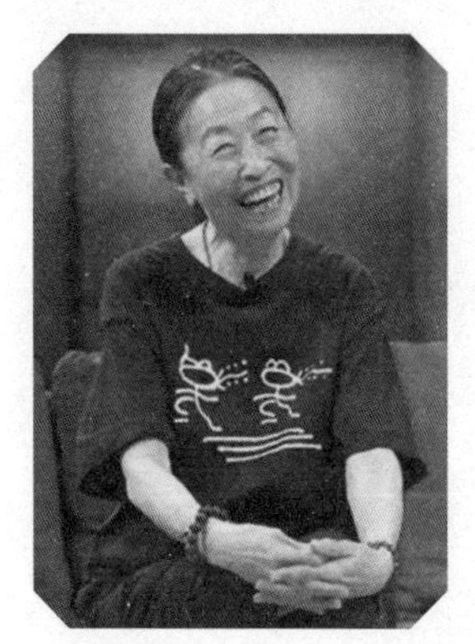

著名表演艺术家张少华老师年轻时是评剧演员，还曾和赵丽蓉一起参演电影《花为媒》。不过，真正让全国观众熟知的，还是她退休后在影视作品中扮演的各种“老太太”。她是《还珠格格2》中紫薇的假舅妈，是《武林外传》中的断指轩辕，是《我的丑娘》中的丑娘……

可以说，老年是张少华事业的黄金期。那么，是什么在为她的“老来红”保驾护航呢？除了敬业精神，还有健康的体魄。张少华在养生上很有一套，她归纳出了“六字箴言”：心态好，常锻炼。

心态好

张少华认为：“人变老是自然规律，谁都无法抗拒。但身体老了，精神不能老，心态要年轻。精神放松，无忧无虑地生活，这样才能延年益寿。如果心态不好，天天吃山珍海味也是白搭。”

无论是在拍戏时，还是在生活中，张少华或多或少也会遇到一些不顺心的事。但她很会化解心中的不快，她说：“我只要打打岔，跟别人讲两句笑话，或是干些别的事，就能忘掉原先的不快。”

张少华是一个拿得起、放得下的人，从来不会有隔夜的烦心事，每晚都能安然入眠。她常说：“让烦恼和忧愁常驻心间，那是要把人憋坏的。”

常锻炼

张少华13岁考入中国评剧院，练了6年的基本功，唱、念、做、打样样精通。她回忆道：“学戏是最苦的。冬练三九、夏练三伏；曲不离口，拳不离手。这么多年，我早就养成习惯了。如今，我还是每天都练功。压压腿，弯弯腰，活动活动身子骨儿。不活动，身子就发紧，活动开了，浑身舒服！”

在张少华看来，除了练功之外，锻炼的方式还有很多。人们在看电视时或上下班的途中都能锻炼。看电视时，可以站起来，跳一跳；上下班可以多走几站路；工作累了，可以深蹲几下，活动活动。

张少华还把干家务活当成一种锻炼身体的手段，她说：“擦地、擦家具、洗衣服、和面、炒菜、包饺子，都能活动筋骨。不过，我们要科学控制运动量。不然，时间太短了没效果，时间太长了又会伤身体。”

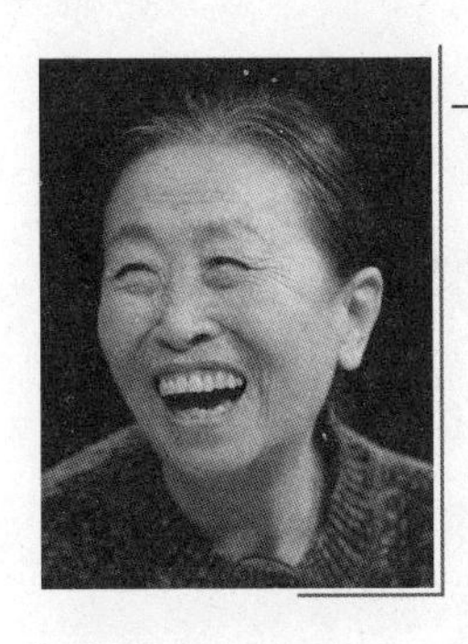

张少华简介：

张少华，1936年出生于北京，著名评剧演员，影视表演艺术家。她在荧幕上塑造了众多小人物形象，深受广大观众喜爱，被誉为“母亲专业户”。她曾荣获上海电视节“白玉兰奖·最佳女演员奖”、国剧盛典“终身成就演员奖”等诸项大奖。

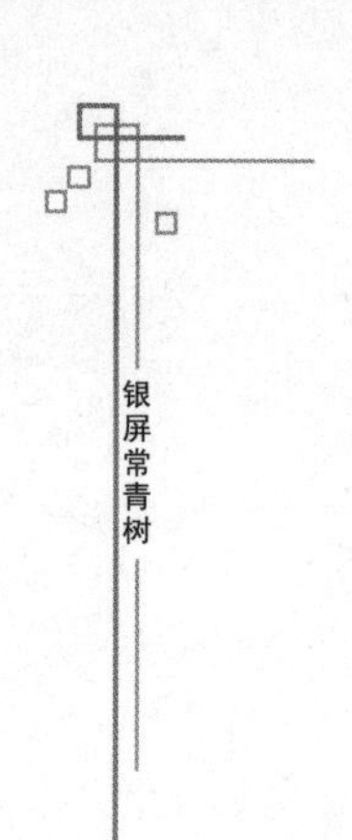

“花样爷爷”雷恪生：
心是自医王

“我建议老年朋友少看悲剧，多看一些喜剧。”

大家还记得1989年春节联欢晚会上，宋丹丹表演的小品《懒汉相亲》吗？小品中懒汉的扮演者就是著名影视表演艺术家雷恪生老师。宋丹丹以一句“俺叫魏淑芬，女，29岁，至今未婚”，让全国观众记住了她；雷恪生也以妙趣横生的表演，赢得了一片赞誉。

现实中的雷恪生可不是小品里的懒汉，而是一位大忙人。如今，雷恪生已经80岁了，但他依然十分忙碌，不仅演话剧、电影和电视剧，还跟秦汉、刘烨等明星一起，参加了大型户外旅游真人秀节目《花样爷爷》，奔波于世界各地。

日前，笔者几经周折终于采访到了这位老艺术家。

笔者问：“雷先生，您如此辛劳，身体能吃得消吗？”

雷恪生坦率地说：“说不累那是假的。不过，我的身体状况一直很不错。像我这么大岁数，还能全球各地到处跑的人可不多呢。”

在雷恪生看来，情绪对健康的影响很大。因此，中老年人要保持乐观的精神状态，在生活中主动找一些快乐的事来做。比如，听听戏，唱唱歌，与老朋友聚聚会，跟亲人一起去旅游，与知己通通电话等。

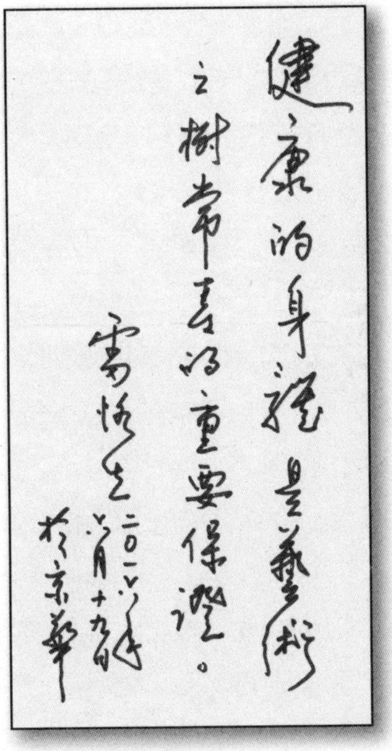

除此之外，中老年人还应尽量回避会引发不良情绪的场景。

几年前，雷恪生曾参加大型歌剧《白毛女》的演出。剧中喜儿与杨白劳的悲惨遭遇令全场观众为之动容。剧场内哭声不断，很多老年人都在那儿抹眼泪。

“我作为演员，参加演出是义不容辞的事。不过，人年纪越大，内心就越脆弱，看见悲惨的场景时，也越容易悲伤和激动。这其实对身体并不好。”事后雷恪生说，“从健康的角度考虑，我建议老年人少看影视剧中的悲情戏，多看一些能让人哈哈一笑的喜剧。”

雷恪生题词

“老年人需要锻炼，但要量力而行。”雷恪生结合自身经历说道，“我家附近就是北京景山。60岁以后，我每个月都要去那儿爬几次山，从山脚一口气爬到山顶上，每次都弄得满头大汗。后来，听医生和朋友说，老年人爬山容易伤膝盖，我就不常爬山了，改为每天步行几千步。”

人上了年纪，难免会生病，雷恪生也不例外。在他看来，我国古诗中就有一些“治病良方”。比如，苏轼《病中游祖塔院》中：

因病得闲殊不恶，安心是药更无方。

又比如，白居易《斋居偶作》中：

不须忧老病，心是自医王。

雷恪生说：“得了病，关键是要保持乐观的心态，树立与疾病抗争的信心，这样才能提高人体的自愈能力。”

平时，雷恪生很喜欢吃山芋、玉米、小米和燕麦等杂粮，经常吃杂粮粥和杂粮面包。他说：“杂粮有很多优点：含有大量人体所需的营养成分；含有大量膳食纤维，有利于调节胃肠功能；玉米等杂粮具有抗肿瘤、抗衰老的作用。”

雷恪生还爱喝药酒。所谓药酒，就是把人参、鹿茸、冬虫夏草、枸杞等中药材放到白酒中，浸泡一段时间，让中药材中的有效成分溶解于酒中。雷恪生每天都会喝上一小口药酒，有时候，出门也要把酒壶带在身边。

雷恪生认为，不良的生活习惯会带来疾病。因此，要想不生病或少生病，就要远离不良的生活方式。

“我过去是个‘老烟枪’，烟瘾特别大。有一次，我在那儿吸烟，周围一起排戏的同行有意见了，纷纷过来批评我。我一下就成了众矢之的。”雷恪生回忆道，“于是我狠下决心，戒烟！从那以后，这么多年过去了，我再也没吸过一根烟。俗话说，天天吸烟，少活10年。吸烟对人有百害而无一利。”

在饮食上也是如此。过去，雷恪生的口味比较重，喜欢吃咸的东西。后来，他知道盐吃多了对身体不好，就要求家人烧菜时少放盐，尽量做得清淡一些。

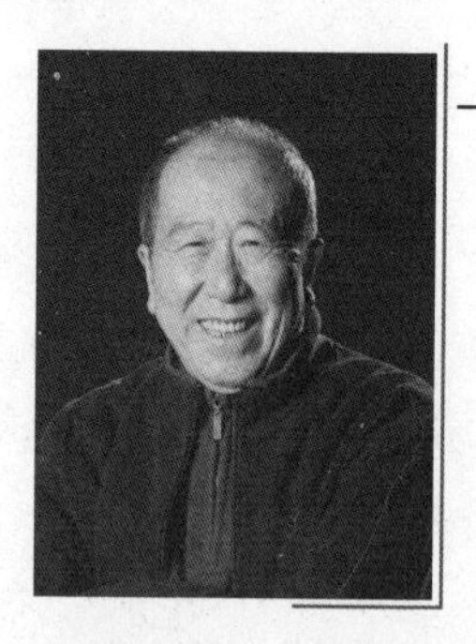

雷恪生简介：

雷恪生，1936年出生于山东，著名话剧、影视表演艺术家，有“影坛不老松”之称。从艺数十年来，他参演过70多部话剧、上千集电视剧和30多部电影，从大臣、大管家到财主、祖师爷，塑造了上百个活灵活现的艺术形象，如《雷雨》中的鲁贵、《水浒传》中的童贯、《大宅门》中的王喜光、《乔家大院》中的陆大可、《老农民》中的牛三鞭等，深受观众喜爱。

“老牌男神”濮存昕：

学会做减法

“只有学会在生活上做减法，我们才能快乐地度过每一天。”

他是《三国演义》中的“小霸王”孙策，是《英雄无悔》中足智多谋的高天，是《男人底线》中正义感十足的魏海峰……他就是著名话剧演员、影视表演艺术家濮存昕老师。

不久前，濮存昕来沪，笔者有幸采访到了他。当笔者称呼他为“影坛大腕”时，濮存昕谦虚地说：“不敢当，我只是一名普通演员。对我而言，艺术是一座高山，而我只是个攀登者。”

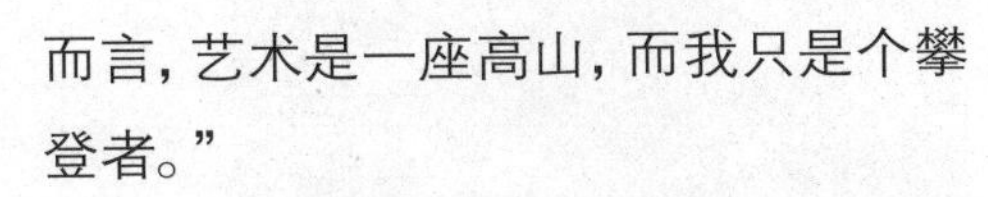

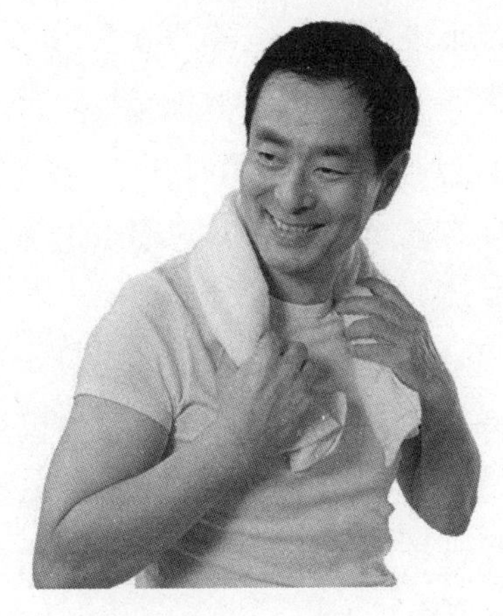

虽然已经60多岁了，但濮存昕依旧是风度翩翩、玉树临风。用现在流行的话来说，他就是魅力十足的“男神”。

当笔者询问他的保养之道时，濮存昕笑道：“这可能跟我从小热爱运动有关。”

濮存昕对体育运动的热爱，源于小时候的一场病。他在9岁时，曾得过脊髓灰质炎（俗称“小儿麻痹症”）。疾病带来的肌肉萎缩让他走起路来有点瘸。不过，在父亲的鼓励和督促下，小存昕坚持快走和做健身操，久而久之，腿部肌肉因合理锻炼而恢复了功能——他奇迹般地痊愈了。

这件事在濮存昕的心中播下了一颗种子，他相信体育运动有神奇的作用，不仅能增强体质，还能防病治病。从此，他成了一名体育爱好者。成为演员后，他对体育运动的热爱也从未减退过。

北京人民艺术剧院的对面是王府井大饭店。在王府井大饭店里，有游泳馆和健身房，人们经常可以在那里看到濮存昕的身影。濮存昕非常喜欢打篮球，50多岁时，他还经常活跃在篮球场上，拼抢、上篮、命中，动作娴熟，一气呵成。

濮存昕有不少养生绝招。比如，他会双膝跪地，身体前倾，双手着地，模仿小狗的样子，在地上来回爬行。他介绍道：“这么做可以让人的腰、颈椎和四肢都得到锻炼，益处多多。”

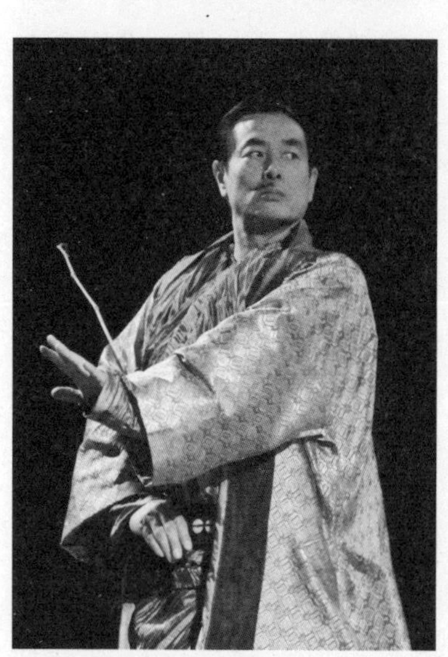
话剧舞台上的濮存昕

还有一招是赤脚走鹅卵石路。比如，他在上海表演话剧《雷雨》时，每次排演前，总会在剧场外的鹅卵石小道上走几圈。

濮存昕说：“脚底上有很多穴位，赤脚走鹅卵石路可以按摩脚底，刺激穴位，能起到保健的作用。”

在濮存昕看来，养生绝招中最重要的一条是“学会为生活做减法”。

如何做减法？

濮存昕解释道：“在饮食上要做减法，从吃得多、吃得好，回归到两菜一汤的简单饮食，并且尽可能吃得清淡些。在精神上也要做减法，对名呀，利呀，各种欲望呀，都要看淡一些。精神负担小了，才能活得轻松而愉快。”

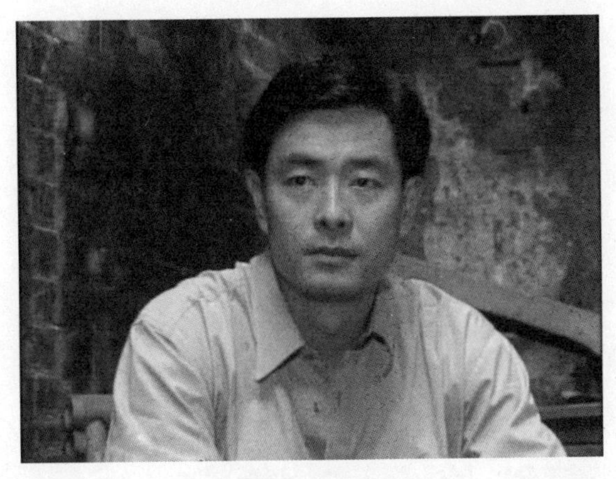

《英雄无悔》(饰 高天)

多年来，濮存昕积极投身公益事业，他不仅担任了中国预防艾滋病义务宣传员、北京市禁毒义务宣传员等，还参加了多场义演和慈善捐款活动。

濮存昕说：“我把自己的心灵视作一片天空，纯净的天空。一个人只有懂得感恩和回报，心灵才会像蓝天一样高洁；一个人只有懂得助人与帮困，他的生命才会像红宝石一样璀璨夺目！”

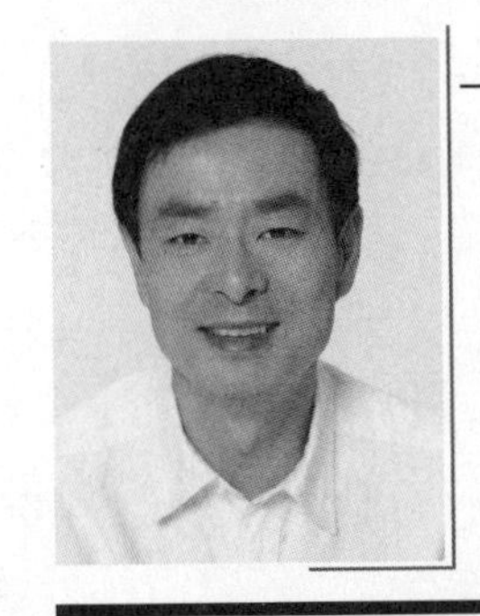

濮存昕简介：

濮存昕，1953年出生于北京，著名话剧、影视表演艺术家，现任中国戏剧家协会主席。代表作有《英雄无悔》《光荣之旅》《清凉寺的钟声》《洗澡》《鲁迅》《最爱》等。

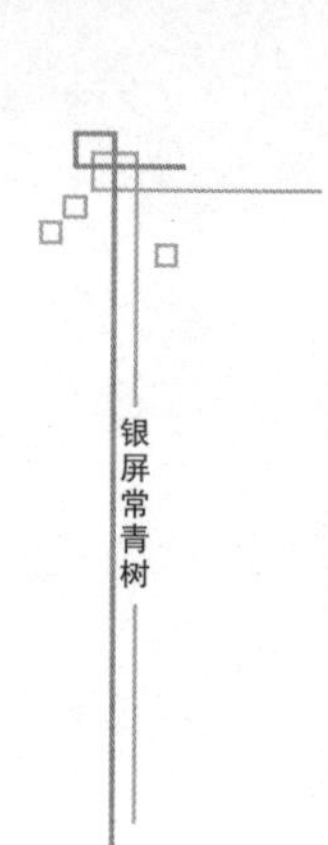

“小老大”梁波罗：事能知足心常泰

“事能知足心常泰，人到无求品自高。”

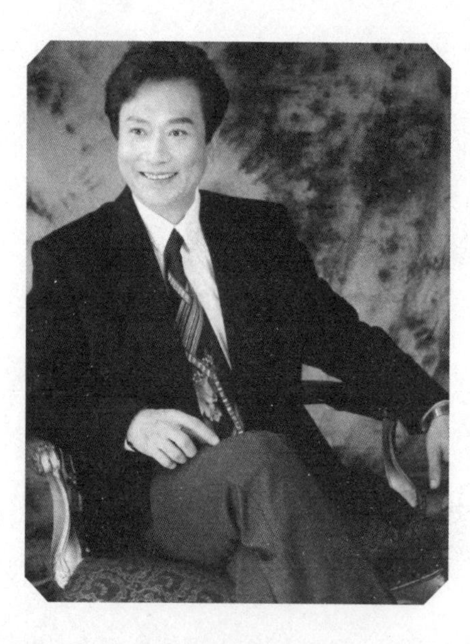

这是著名表演艺术家梁波罗先生的养生心得。

提起梁波罗，人们自然会想起《51号兵站》中那个机敏果敢的“小老大”。如今，“小老大”已经78岁了，但他依然英俊潇洒，风采不减当年。不过，谁又能想到，20多年前，他曾患过一场大病，而这场病差一点就夺走了他的生命。

谈起这场病，梁波罗深有感触地说：“人生路上难免会遇到一些挫折，但坚强的意志、乐观的心态和开阔的胸怀是帮助我们闯过人生难关的法宝。”

那是1992年，正当梁波罗在荧幕上频频亮相之时，却突然患上了一种十分凶险、死亡率很高的疾病——急性出血坏死型胰腺炎。当

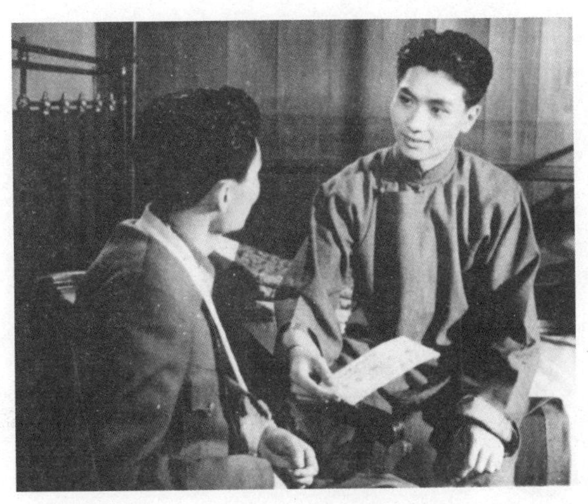

《51号兵站》(饰 梁洪)

时，梁波罗的病情十分严重，第一次手术后，他连续10多天高烧至39℃，只能靠输液维持生命，人瘦得只剩下一层皮。医院多次发出病危通知。

梁波罗在顽强意志的支撑下，始终保持镇静。他积极配合医生，再次接受了手术治疗，终于转危为安。后来，经过一段较长时间的居家调养，他的身体基本康复了，并重返艺坛。

这场病使他对人生有了新的感悟："当你拥有健康时，往往意识不到它的重要性；一旦失去，才知道健康是如此可贵。"

其实，梁波罗在演艺事业上也并非一帆风顺。

20世纪60年代，梁波罗是上海海燕电影制片厂的演员，因主演《51号兵站》等电影而红遍大江南北。在人们眼里，帅气的他是中国电影星空中冉冉升起的一颗新星。然而，正当他的事业蒸蒸日上之时，突来的变故却让他不得不离开心爱的表演舞台。

等到复出时，梁波罗已经40多岁，青春不再。

然而，他并没有怨天尤人，而是以热情的姿态投入工作。梁波罗说："世事的变迁往往难以预料，也不以人的意志为转移。

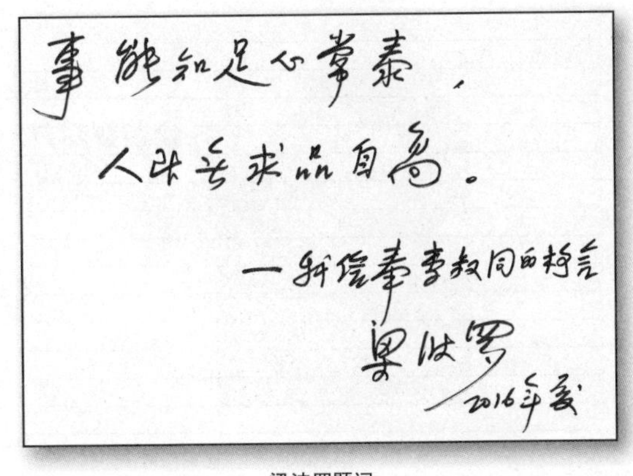

梁波罗题词

有时候，命运会把人推到峰顶，有时候又把人抛到谷底。但不管怎样，我们都要心胸开阔，不断进取。”

梁波罗努力抓住“青春的尾巴”，参演了《蓝色档案》《小城春秋》《子夜》《浣纱女的传说》《梨园生死情》《老娘舅》《豪门惊梦》《地下交通线》等众多影视剧。他敬业爱岗，用自己的爱与热情，塑造好每一个角色，他的精彩表演也在观众心中留下了深刻的印象。

如今，经常有影迷对他说：“我是看着您的影视剧长大的。”这让梁波罗颇感欣慰。

退休后，梁波罗并没有停下前进的脚步。他登上戏曲舞台，唱京剧、越剧、黄梅戏、沪剧和评弹，深受广大观众青睐。其实，梁波罗很会唱歌，还出过歌唱专辑。如今，他也经常在各种文化和公益活动中一展歌喉。

梁波罗常说：“事能知足心常泰，人到无求品自高。我不求空名，只想尽自己所能，做一些有益之事。这是我人生中最大的快乐。”

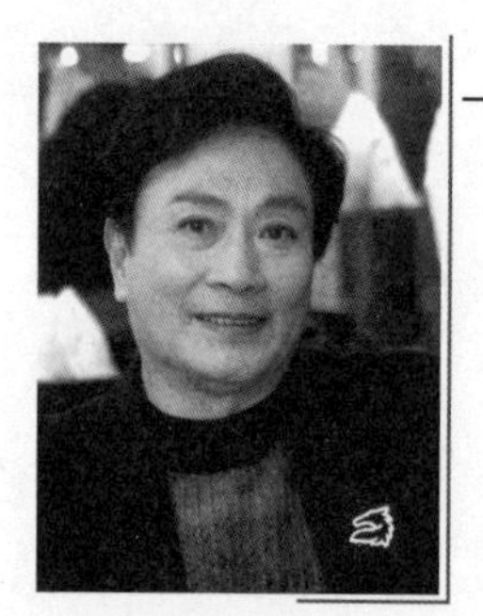

梁波罗简介：

梁波罗，1938年出生于陕西西安，国家一级演员。1961年，他因主演电影《51号兵站》而广为人知，随后又参演《小足球队》《瞬间》等电影。20世纪80年代，他凭借《蓝色档案》《小城春秋》等电影而蜚声海外。此后，他又主演了《人之初》《浣纱女的传说》等多部优秀的影视作品。

“白娘子”赵雅芝：
永葆青春的秘诀

“夫妻相伴，互相体谅最重要。作为妻子，要把老公当成朋友。”

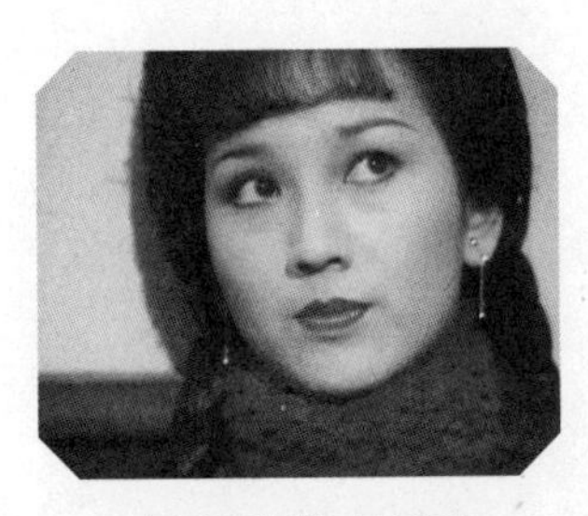

《上海滩》(饰 冯程程)

26岁时，她是《上海滩》中清纯可人的冯程程。

38岁时，她是《新白娘子传奇》中美若天仙的白素贞。

60岁时，她是《风云天地》中风韵犹存的莫雅文。

时光流逝，但岁月似乎从未在她身上留下过痕迹，她依旧那么年轻，那么美……

她就是娱乐圈的“不老传奇”、著名影星赵雅芝女士。

60岁的人，却能拥有30岁的容貌和身材，赵雅芝有什么保养秘诀吗？

在赵雅芝看来，日常保养需要注意以下五个方面。

保持精神上的稳定与平和

赵雅芝说：“人不能大喜，也不能大悲，剧烈的情绪波动有害健

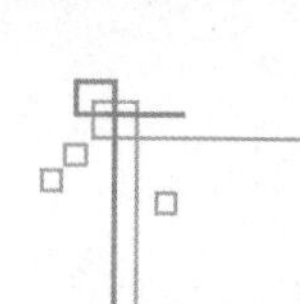

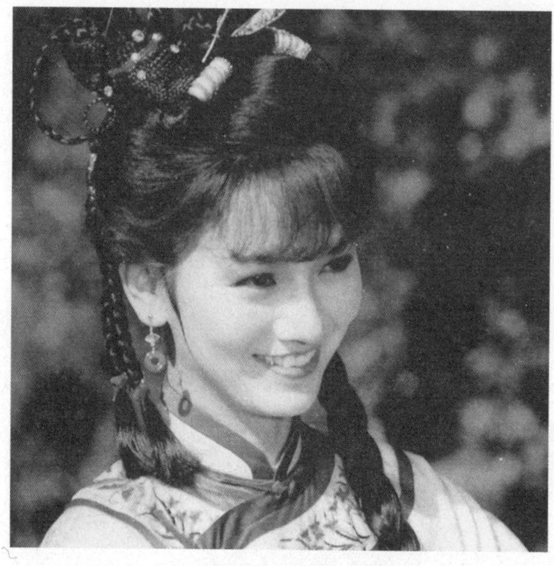

《戏说乾隆》（饰 程淮秀）

康。”生活中，赵雅芝也会遇到不愉快的事情，但她很少发脾气，更不会骂人。遇到伤心事时，她也能想得开，不让自己长期沉浸在不良情绪之中。

坚持有氧运动

赵雅芝一直很喜欢参加体育锻炼，如快走、慢跑、做保健操、骑自行车和骑马等。

她说：“经常参加体育锻炼，不仅可以使筋骨强健，增强人体抵抗力，还能延缓衰老。”

饮食上实行“三不”

“三不”是指：不暴饮暴食，不吃太油腻的东西，不偏食。

赵雅芝反对绝对的素食主义，她认为人需要吃一些荤菜，这样才能保证营养均衡。赵雅芝建议：“我们平时要注意食品安全，不要吃腌制类食品，不要吃变质的食品，少喝碳酸饮料。”

把丈夫当成朋友

赵雅芝说：“把老公当朋友，你的感觉就会完全不一样了。有时候，你对着老公，会觉得结婚就是这个样子，他帮你做什么事也都是理所当然的。这样就错过了很多情趣。试想一下，如果是你男朋友帮你做一件事，你会怎么想呢？你可能会很感激。”

她接着说道：“比如，早晨他给你倒了一杯咖啡，如果是老公给你倒的，你会觉得他是一家人，照顾你很正常。要是男朋友呢？你会想，他这是在照顾我。这样你就会很客气地对他说：‘谢谢你，你对我真好！’经常这么想，夫妻感情就会越来越好。家庭和谐美满，没烦恼，人自然也就年轻啦。”

《新白娘子传奇》（饰 白素贞）

敷面膜

赵雅芝很喜欢敷面膜。在她看来，敷面膜不仅可以清洁、滋润面部，改善肤质，还可以让人放松下来，是一件很享受的事。

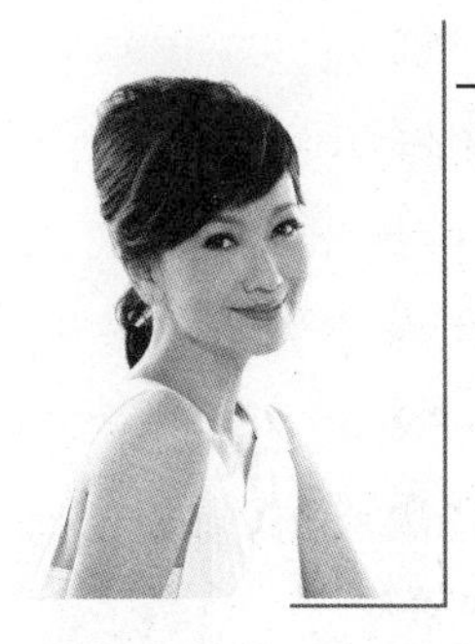

赵雅芝简介：

赵雅芝，1954年出生于中国香港，著名影视表演艺术家。1971年，17岁的赵雅芝中学毕业后成为一名空姐。19岁时，她参加首届香港小姐竞选，获第4名。1975年，她进入演艺圈。多年来，赵雅芝主演了《上海滩》《楚留香》《京华烟云》《戏说乾隆》《新白娘子传奇》等经典影视作品，凭借美貌与才华，成为深受全球华人喜爱的一代巨星。

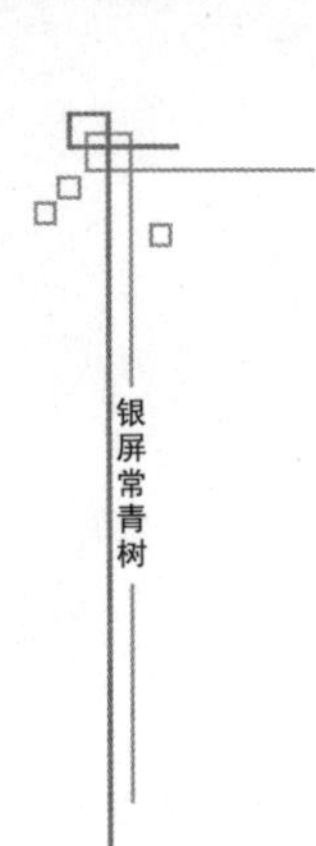

“金马影后”归亚蕾：
一日食三果

“我一直很关注健康话题，也很重视养生，所以身体状况还是不错的。你看，我能马不停蹄地在各地拍戏就是最好的证明。”

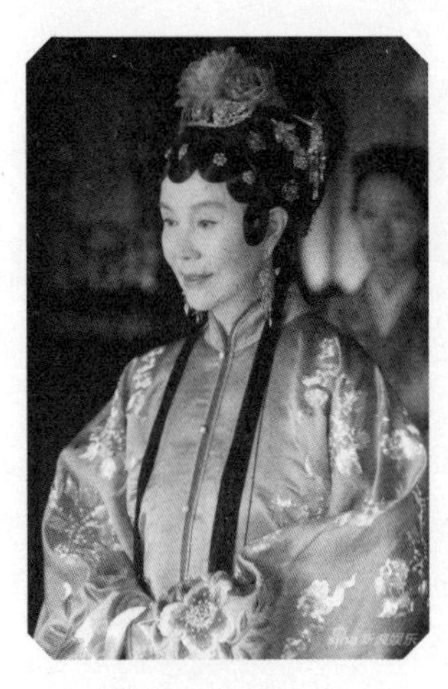
《红楼梦》（饰 王夫人）

笔者采访过影星归亚蕾女士很多次，跟她也算是老朋友了。每次会面，归亚蕾总会露出灿烂的笑容，问问笔者的家庭和事业，展现出一种影坛“大姐大”的优雅风度。

相信读者朋友对归亚蕾并不陌生。她是老电影《烟雨蒙蒙》中的陆依萍，是热播电视剧《大明宫词》中的女皇武则天，是《橘子红了》里的大太太，是新版《红楼梦》中的王夫人，也是电影《云水谣》里的老年王碧云……

归亚蕾凭借着精湛的演技，从清纯的少女一直演到威严的太后，塑造了100多个经典的艺术形象。

谈起她的演艺事业，归亚蕾说：“拍戏是我生命的一部分，也是我

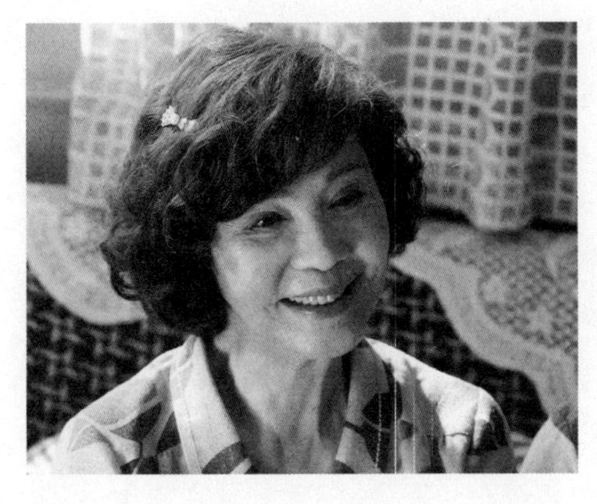

为社会作贡献的一种方式。只要健康状况允许，我还将继续在这条道路上走下去。”

由于演技超群，归亚蕾一直片约不断，日程也安排得满满的。

当笔者向她讨教养生秘诀时，归亚蕾笑着说：“想要身体健康，自然是离不开运动的咯。”

归亚蕾喜欢跳舞，有时候一跳就是几小时。每次跳交谊舞时，她都会郑重其事地穿戴上精美的服饰，让人眼前一亮。

她说：“跳舞是一种很适合中老年人的运动，运动强度不大，而且时间也好控制。长年坚持的话，不仅能强筋健骨，使身体更灵活而柔韧，还能减轻压力，使人神清气爽，心情愉悦。”

民以食为天，谈到饮食，归亚蕾坦言：“过去，我很爱吃肉，特别喜欢吃肉皮。后来知道这种饮食习惯不好，我就改掉了。”如今，归亚蕾的饮食以新鲜蔬菜和豆制品为主，偶尔吃一些荤菜。

“我的外婆活到了96岁，外婆的外婆活到了101岁，一家人都很长寿。”归亚蕾介绍道，“他们之所以长寿，与良好的饮食习惯大有关系。他们平时以素食为主，吃得较清淡。做菜时，也很少放油、盐和酱油。现在我也养成了这样的饮食习惯。”

她呼吁人们：“不要整天吃大鱼大肉，要学会控制住口腹之欲，培养健康的饮食习惯。”

归亚蕾还跟笔者分享了她的养生秘方——一日食三果。

这“三果”究竟是什么呢?

归亚蕾笑道：“是一只苹果、一根香蕉和一只西红柿。”

苹果酸甜可口、美味多汁，含有多种营养物质，不仅具有调节胃肠功

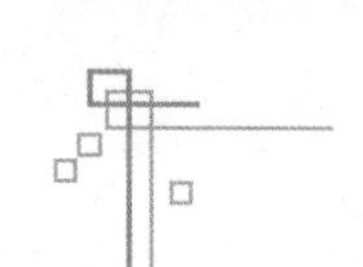

能和降低胆固醇的作用，还能增强人的记忆力，被称为“记忆果”。

香蕉有润肠通便的作用，对防治高血压和抑郁症也有一定的帮助。

西红柿可以增强人的免疫功能，还具有抗衰老的作用。

归亚蕾说：“我每天都吃这三种水果，坚持很多年了，感觉受益良多。”

“另外，生活上要做到有张有弛。”归亚蕾颇有体会地说，“比如，拍完戏，有些演员喜欢拖着疲惫的身体去庆祝，玩到深更半夜才回来。但我从不凑这个‘热闹’，而是用一两天时间好好休整一下，然后直接回家。”

她说：“拍戏已经够累了，要是再去拼命地玩，只会过度劳累，对身体不好。我们都应该爱惜自己的身体，注意劳逸结合，不能被疲劳拖入疾病的泥沼。”

“在娱乐圈中工作，竞争激烈，压力也很大。因此，更要保持良好的心态。”归亚蕾说道，“如果一个人对名与利缺乏正确的认识，就很容易钻到牛角尖里出不来，最终把身体拖垮。”

她说：“比如，当别人拿奖，自己却名落孙山时，如果不能调整好心态，就会焦虑不安，最后变得心理扭曲。因此，我们要保持一种随遇而安的心态，做到得志不张扬，失意不颓废。这样才对健康最有利。”

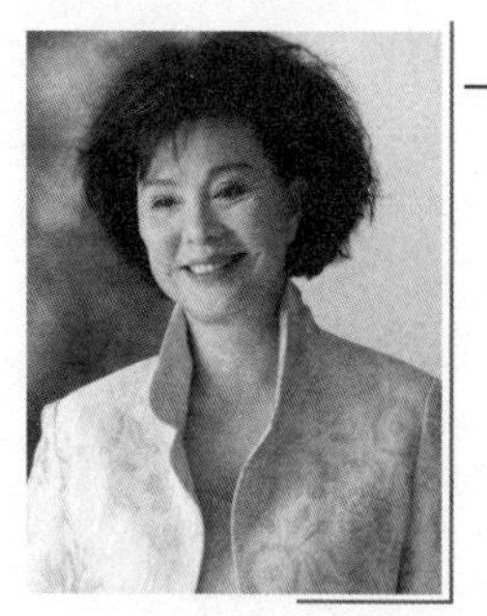

归亚蕾简介：

归亚蕾，1944年出生于湖南长沙，1949年随家人移居中国台湾。从艺近50年来，塑造了100多个经典艺术形象，主演过《烟雨蒙蒙》《家在台北》《蒂蒂日记》《喜宴》《云水谣》等影视佳作，多次获得“台湾电影金马奖·最佳女主角”“台湾电影金马奖·最佳女配角”“台湾电视金钟奖·最佳女主角”“大众电影百花奖·最佳女配角”等大奖。

“真由美”丁建华：

人生须有“六相伴”

“每个人都有自己的爱好。爱好将伴随人的一生。把兴趣爱好与养生保健结合起来，既能丰富自己的生活，又能使人延年益寿。我们何乐而不为呢？”

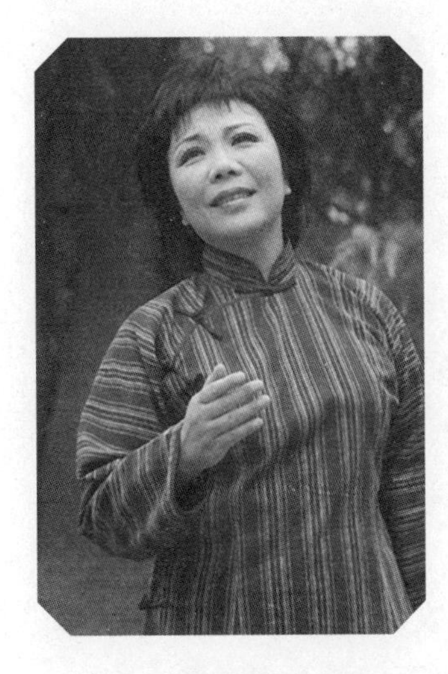

杜丘：“你为什么要救我？”

真由美：“我喜欢你！”

杜丘：“我是被警察追捕的人。”

真由美：“我是你的同谋！”

还记得日本电影《追捕》中，少女真由美那羞涩中透着坚定的表白吗？说出“我喜欢你”“我是你的同谋”的，正是著名配音表演艺术家丁建华老师，是她用甜美动人的嗓音，赋予了真由美这个深深烙印在一代人心中的“女神”以生命。

谈起养生，丁建华向笔者介绍道：“健康的人生离不开六样东西，

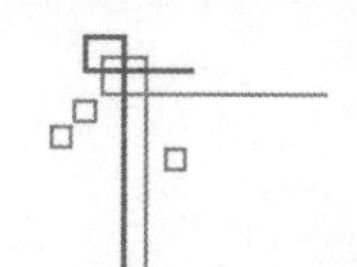

我把它们称为‘六相伴’。它们分别是：书刊、运动、良友、善心、诗歌和音乐。”

人生应以读书为伴

阅读是丁建华的一大爱好，她每天都要读书看报。在她家的书柜里和书桌上，摆满了各种书籍和报刊。

丁建华说：“书籍是帮助我们进步的阶梯，报刊是向我们提供外界信息的窗口。经常读书看报，不仅可以随时获取最新的信息和知识，让我们跟上时代的步伐，还可以锻炼大脑，延缓衰老。”

丁建华在阅读中尤其关注保健养生的内容。女性易患什么疾病？高血压、糖尿病等疾病该怎样预防？何谓生物钟？什么样的饮食习惯更健康？这些知识都是她从阅读中获得的。

她说：“在我看来，健康知识懂得越多，越注意自身防范，得病的可能性就越小。”

人生应以运动为伴

《吕氏春秋》云：“流水不腐，户枢不蠹，动也。”丁建华当然明白这一点。虽然她平时工作十分繁忙，很难抽出大段的时间，专门去参加某项体育运动，但她依然想方设法，化整为零地锻炼身体。

平时，她会尽量步行。下班后，她有时会到乒乓球室，与朋友比试两下。她喜欢旅游，工作之余，总会抽空探访各地的名胜古迹。

丁建华说：“旅游既能增长见识，又能锻炼身体，可谓一举两得。”

人生离不开好朋友

丁建华爱交朋友，她有许多文化界的朋友。她介绍道：“与他们交往是一件愉快的事。跟朋友一起交流、活动，不仅能开阔眼界，还能滋养心灵，使人心旷神怡。”

知足常乐乃健康之良药

——丁建华感悟

丁建华题词

多年来，她还结识了很多诗歌朗诵爱好者，常与他们切磋技艺。这些爱好者大部分都是在校学生，其中既有初中生、高中生，也有大学生、研究生。他们身上的青春与热情深深感染了丁建华。她说：“我从这些年轻人身上学到了不少新东西。跟他们相处，我感觉自己也变年轻了。”

人生应以善良为伴

丁建华把乐善好施作为自己的人生准则。她常参加一些慈善义演和献爱心活动，尽自己所能扶贫助困。

丁建华说：“帮助他人是一件有意义的事，更是一件能给人带来快乐的事。以我的个人经历来说，每当看见经济困难者在我的帮助下走向新生活，每当看见失学儿童在我的帮助下重新回到课堂，我都会感到无比喜悦和欣慰。”

诗歌让生活更美好

丁建华喜欢读诗，更喜欢朗诵诗歌，她是一位专业的朗诵表演艺术家。她的书柜里，陈列着不少中外著名诗人的诗集。她时常翻阅这些书，每当捕捉到佳句时，总会情不自禁地朗诵起来。

丁建华说：“朗诵诗歌是一种享受。有的诗清新优美，让人仿佛置身于青青草原；有的诗气势磅礴，让人充满斗志。朗诵诗歌可以慰藉一个人的心灵，让人心胸开阔，让人心情舒畅，对健康颇有益处。”

人生应以音乐为伴

丁建华热爱音乐。无论是流行歌曲、民族乐曲，还是西方古典音

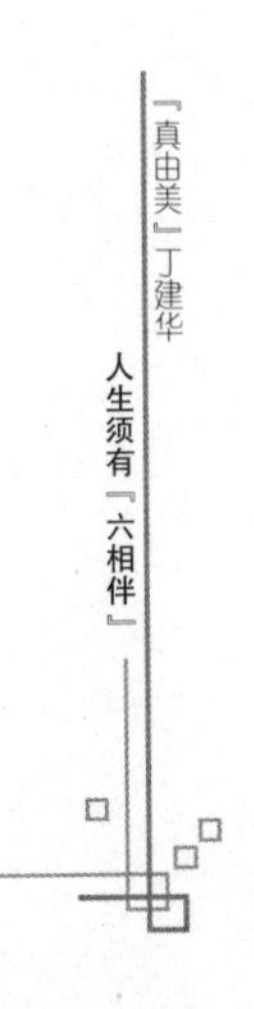

乐，她都很喜欢。她说："音乐可以带给人健康。学习与工作之余，抽出时间来听听音乐，可以帮助人们消除疲劳。比如，当我心情失落时，就会听一听贝多芬的《英雄交响曲》，听着听着烦恼就没了，人也会振作起来。"

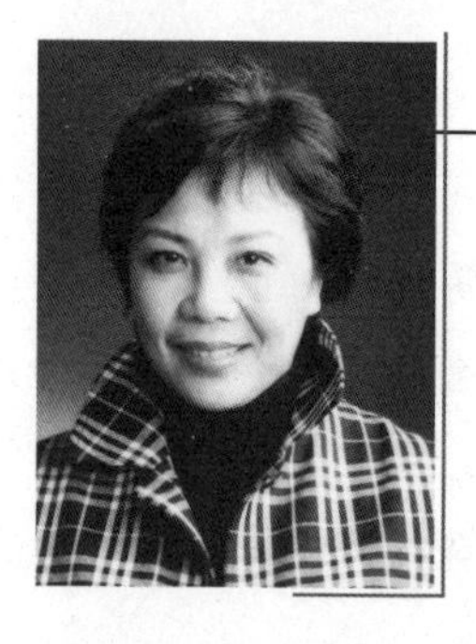

丁建华简介：

丁建华，1953年出生于上海，著名配音表演艺术家、朗诵家、译制导演。从艺40年来，丁建华在近千部（集）影视译制片中为主角配音，如《追捕》中的真由美、《茜茜公主》中的茜茜、《廊桥遗梦》中的弗朗西斯卡、《哈利·波特》中的麦格教授等，她可塑性极强的曼妙声音给人们留下了深刻印象。

主持人叶惠贤：
从“名嘴”到“健身达人”

“好身体是练出来的。”

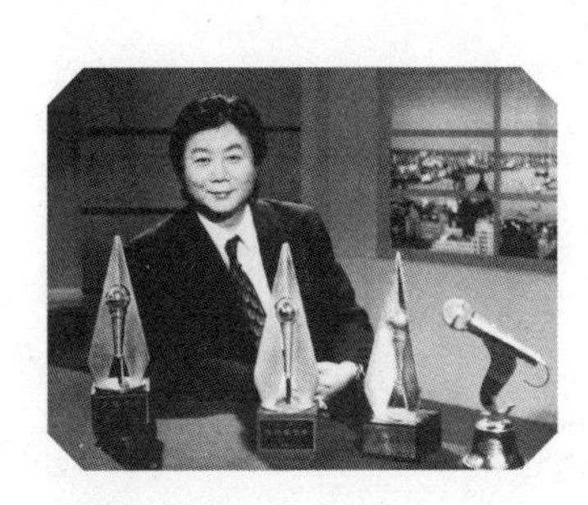

用“出口成章”“妙语连珠”来形容“申城第一名嘴”叶惠贤，一点也不为过。当笔者向他请教养生经验时，叶惠贤就像打开了话匣子，滔滔不绝地介绍起来。

叶惠贤说：“健康真的太重要了，它不但关乎我们的生活质量，还影响着我们的工作和家庭。每个人都应该重视健身和养生。”

在上海，叶惠贤这个名字几乎无人不知，无人不晓。他策划并主持的综艺节目《今夜星辰》，集新闻性、娱乐性和知识性于一身，一经推出就广受好评，引起了万人空巷的收视狂潮，并获得了中国电视“星光奖”。

30多年来，叶惠贤不仅主持了1 000多台电视节目，还在幕后负责大型文艺节目的策划工作。他先后策划并组织了明星版《七十二家房客》《霓虹灯下的哨兵》《家》《雷雨》等大戏的演出，不仅受到广大观众的欢迎，还获得了业内人士的交口称赞。

叶惠贤曾担任全国政协委员、全国人大代表，他深入群众，积极反映民意，提出过不少有价值的提案。

如今，笔者面前的叶惠贤仍然同当年一样，神采奕奕，魅力十足。真可谓：心不老，形不变。那么，他有什么独到的养生方法吗？

坚持健身

从8年前开始，叶惠贤就“迷”上了健身。如今，他可是一位地地道道的“健身达人”。

叶惠贤讲究科学健身。他从书上了解到，下午四五点是健身的黄金时间。于是，他坚持每天下午都去小区的健身房，在健身教练的指导下，科学健身。他习惯先在跑步机上做30分钟的有氧运动，再进行30分钟的器械锻炼，练一练肌肉。

他深有感触地说：“到了我这个年龄，不坚持锻炼的话，肌肉会消减得很快。坚持锻炼，关键要靠决心和毅力。”

他还有个美好的设想：“再过几年，等我的肌肉练得更漂亮了，一定要专门制作一档电视节目，就叫‘跟老叶健身’，跟大家分享我的健身经验。”

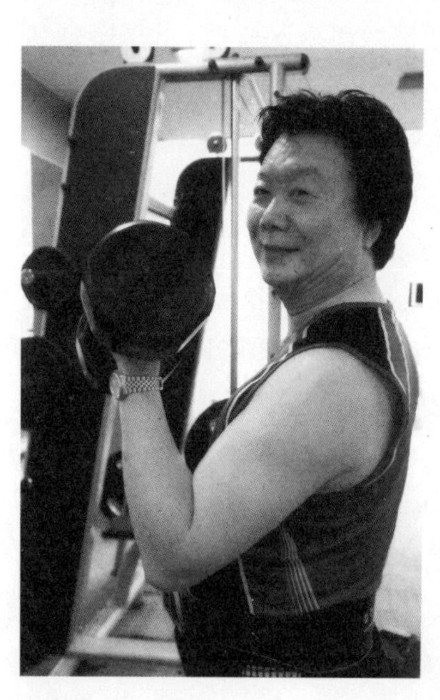

健身确实给叶惠贤带来了意想不到的收获。过去，他拎一袋重一点的水果，还要左右手换着拎；现在，别说拎水果了，就连给饮水机换水，对他来说都是“小菜一碟”。

如今，叶惠贤是《精彩老朋友》节目的主持人。这档节目在录制的时候，一天要连续录四期。14小时下来，有的年轻工作人员都快累趴下了，但叶惠贤还是精神饱满，激情满腔。

坐健身球

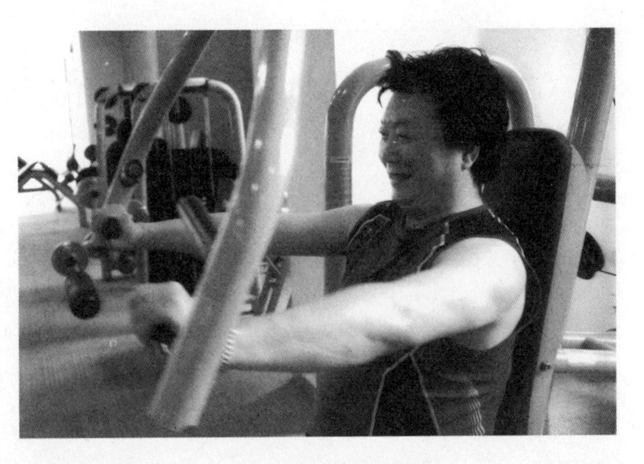

采访中，叶惠贤向笔者介绍了一项非常适合在家中进行的运动——“坐健身球”。

几年前，叶惠贤专门买来了一个直径60厘米的充气健身球。他在家中看书或打牌的时候，都会坐在这只健身球上。可别小看了“坐球”，这一点也不容易。因为健身球很容易滚动，所以只有抬头挺胸、挺直腰背，才能保持平衡，维持“坐球”这个动作。

叶惠贤介绍说：“刚开始的时候，我在上面坐半小时就坚持不住了。后来，坐上两三个小时都没问题。坐健身球这项运动可以同时锻炼人的颈部、腰部和腹部，可谓‘一坐多得’。我已经坚持好几年了，感觉非常有效果。”

叶惠贤说：“好身体是练出来。不过，运动量要因人而异，我们要找到适合自己身体状况的锻炼方式。”

三遇三勿

在养生上，叶惠贤特别强调要控制好情绪，保持良好的心态。

他说：“在古人看来，天地万物之理，皆始于从容，而卒于急促。事从容有余味，人从容有余年。也就是说，从容不迫的心态，能让人延年益寿。”

叶惠贤说：“我是个完美主义者，在工作上，力求精益求精。因此，在看到不顺眼的事情时，往往容易激动，好发脾气。所有跟我熟识的人都知道我这个脾气。”

为了改掉这种脾气，叶惠贤为自己定下了“三遇三勿”的规矩：

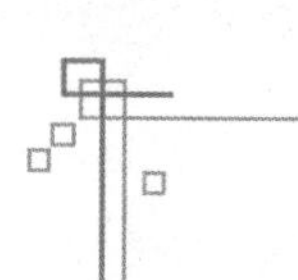

少坐车，多走路
少食盐，多吃醋
少生气，多和睦
少攀比，多知足
叶惠贤

叶惠贤题词

遇事勿躁，遇挫勿焦，遇人勿骄。

这一招果然管用。叶惠贤说：“遇到不满意的事，不要生气；遇到挫折，不要焦虑；待人接物时，要以诚相待，不要摆架子。我按照自己定下的规矩做，时间长了，脾气果然改了不少。很多老朋友看到我，都说我比过去年轻了。”

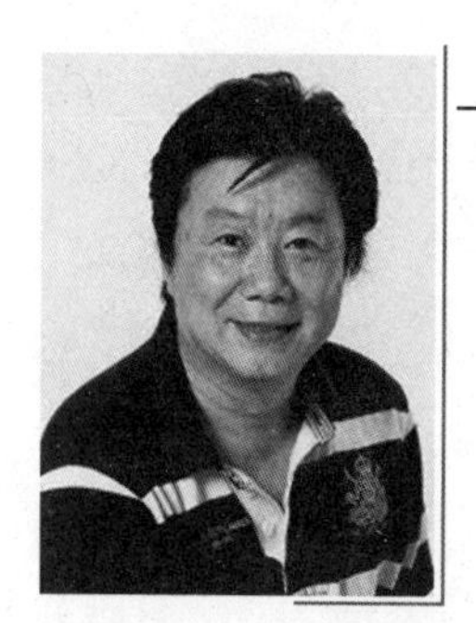

叶惠贤简介：

叶惠贤，出生于1947年，著名主持人，被誉为“申城第一名嘴”。曾主持《今夜星辰》《今日影视》《精彩老朋友》等颇具影响力的电视节目，荣获“金话筒奖·特殊荣誉奖”和多次“金话筒奖·电视金奖”，以及“中国电视主持人终身成就奖”，并曾在上海“我最喜爱的节目主持人”评选中荣获第一名。

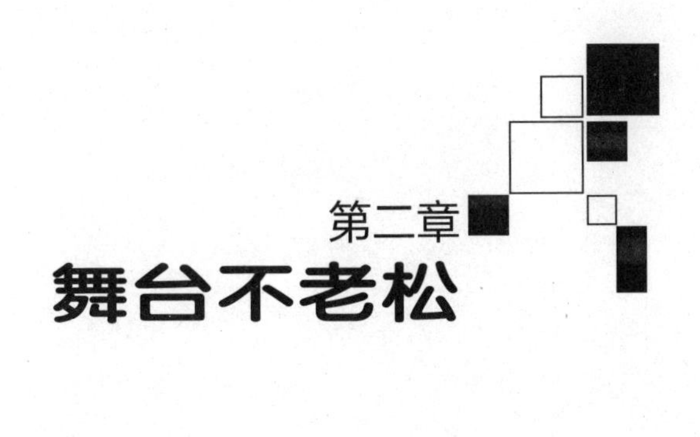

第二章

舞台不老松

京剧大师尚长荣：
掌控劳逸的天平

“每个人的身体情况都不一样，我们应该先对自己的健康状况有个正确的评估，然后再选择一种最适合自己的养生方法。”

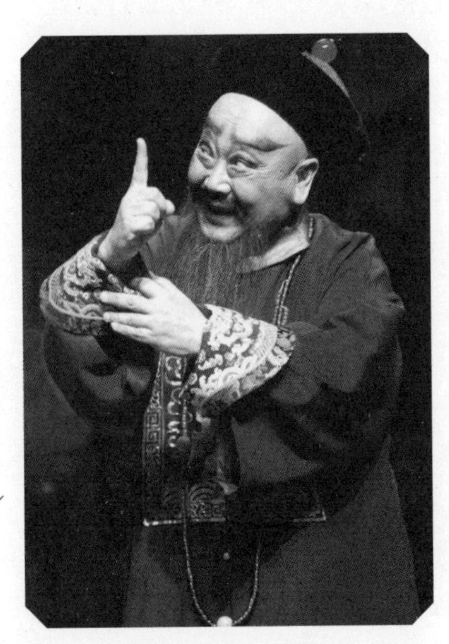
《廉吏于成龙》（饰 于成龙）

这是京剧大师尚长荣先生谈起养生经验时，对笔者说的一句话。

尚长荣是京剧“四大名旦”之一尚小云先生的第三子。从小生活在艺术氛围中的他，5岁即登台演出，师从侯喜瑞、陈富瑞、苏连汉等京剧名家。他嗓音宽厚而洪亮，表演生动而富有激情，融偏重唱功的铜锤花脸和偏重工架的架子花脸于一体，开创了独特的表演风格。从艺数十年来，深受戏迷朋友喜爱。

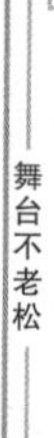

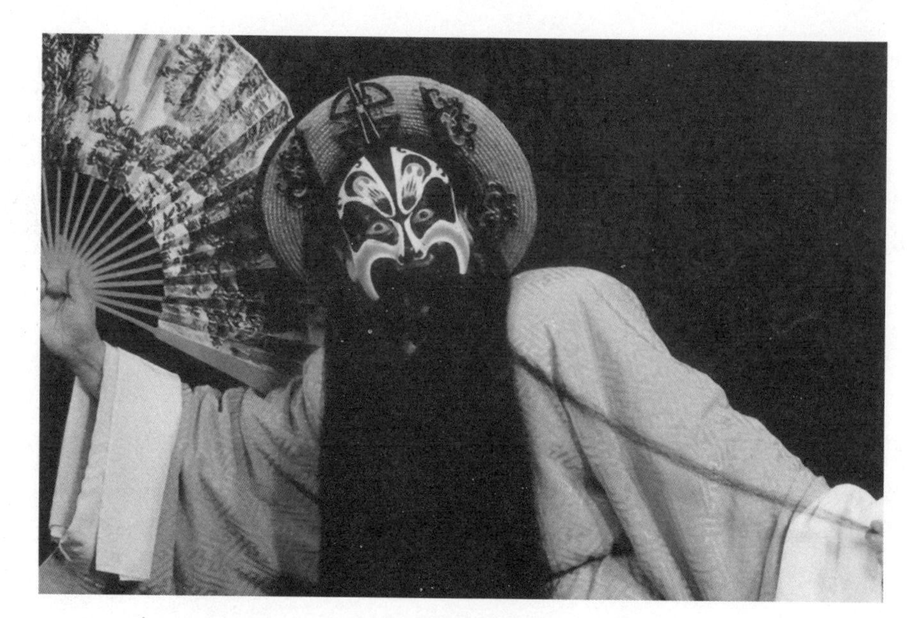

《张飞进贤》（饰 张飞）

如今，尚长荣住在上海，他在自己家中古色古香的客厅里接受了笔者的采访。尚长荣在养生保健上颇有心得，还读过不少这方面的文章。谈起自己的养生方法，他说得头头是道。

尚长荣认为："养生最重要的是保持劳逸适度，劳逸的天平要控制好，过劳、过逸都不行。劳逸平衡了，才能拥有健康的体魄。"

虽然已经年逾古稀，但尚长荣仍坚持健身，他平时的健身方法主要是散步和游泳。空闲时，他会在家附近散散步，有时还会提个小篮子，去菜市场兜上一圈。即便在国外，他也爱步行去农贸市场，见识一下当地的特产。

尚长荣喜欢游泳。在他看来，游泳是一项很好的运动，不但能锻炼人的肢体功能，还能强化人的心肺功能，对增强体质和延缓衰老都极有帮助。他时常偕夫人去健身馆游泳和蒸桑拿，一去就是几小时。

尚长荣爱干家务。每逢周末，当他跟儿孙们欢聚一堂时，总会围上围裙，亲自下厨掌勺。无论中餐、西餐，还是南菜、北菜，他都能做出个一二三来。老伴直夸："我们家这位大厨做的西餐，那味儿，比外面饭店做的都地道。”在尚长荣看来，身为家庭的一员，自己干些家务是应该的，而且干家务能活动筋骨，对自身健康也有利。

当笔者问起尚长荣的体重时，他坦言自己的体重超标了，需要减肥。他说：“胖不是好事，负担重，体重轻些才好哩！要想减肥，饮食一定要有节制。而今我最怕的就是饭局和应酬，还是自己家做的菜好，可以控制油和盐的用量，比较健康。俗话说，病从口入。不少疾病的发生都与吃有关，比如，一些‘富贵病’就是吃出来的。”

尚长荣倡导科学饮食，认为这样可以减少疾病的发生。他平时吃得比较清淡，不吃动物的内脏，喜欢适当地吃些粗粮，如玉米面和小米粥，以及高粱和荞麦做的杂粮饭等。尚长荣一般不吃人参或膏方等补药，倒是会补充一些维生素。

谈起自己的业余生活时，尚长荣说：“要想身体健康，必须学会生活，善于生活。我不欣赏‘戏痴’。那些睁眼闭眼全是戏，却对生活一窍不通的人，简直就是‘木头人’。”

尚长荣喜欢听音乐，特别爱听贝多芬的交响曲、肖邦的钢琴曲和施特劳斯的圆舞曲。他尤爱看书，除了戏曲方面的书以外，对人物传记、社会科学、自然科学和生活知识等方面的书籍也很感兴趣。

尚长荣每天都会看电视新闻，还喜欢观赏优秀的电视剧，如《大宅门》等。“这些倡导爱国情怀的电视剧，能给人以精神上的滋养，提升人的精气神。”他说，“七彩生活不仅能给人带来愉悦，还能促进身心健康，让人长寿。”

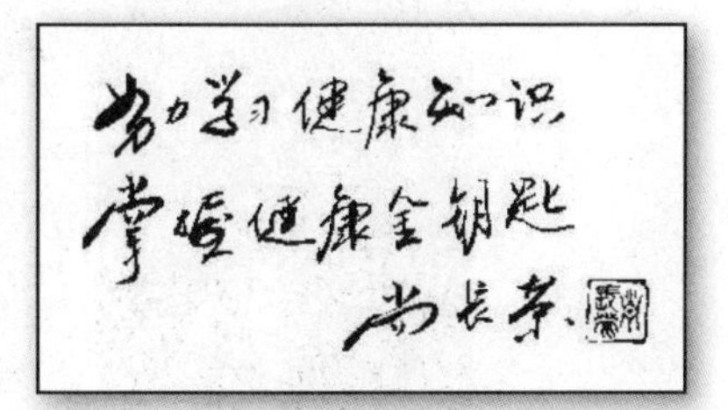

尚长荣题词

尚长荣平时生活很有规律，他不抽烟，不嗜酒，每年两次的体检也从不落下。他说：“体检可以发现疾病的苗头。发现疾病后，早采取措施，早控制，就能收到较好的治疗效果。”

尚长荣有个幸福的家。爱人高立骊对他十分体贴，而尚长荣对她

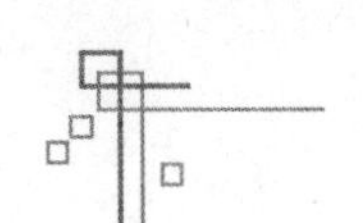

也是疼爱有加。每次去外地回来，他总要买上一两件有意思的纪念品送给老伴。有一次，尚长荣在奥地利看到一枚精致的戒指，他一眼就相中了，买下后把它作为金婚礼物送给了老伴。

尚长荣和夫人育有三个儿子，个个事业有成，几个孙辈也聪明活泼。他常会自豪地说："生活在这样一个温馨的大家庭中，我感到非常快乐。幸福的家庭生活为我的健康和长寿加了分。"

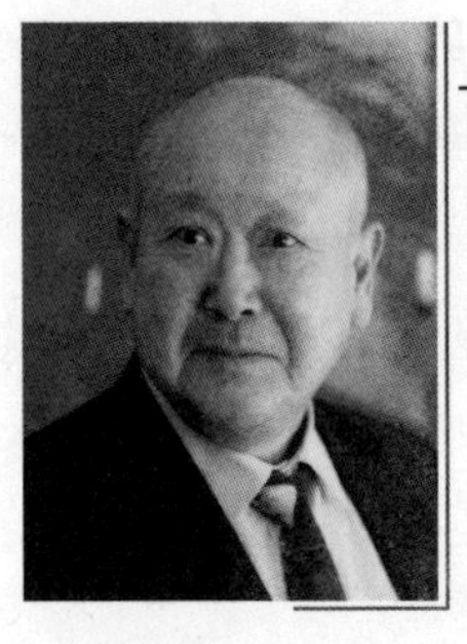

尚长荣简介：

尚长荣，1940年出生于北京。他是活跃于当今京剧舞台的杰出净角（俗称"花脸"）名家，是中国戏剧表演艺术最高奖"中国戏剧奖·梅花表演奖"的获得者，是国家级非物质文化遗产首批传承人，在国内外享有崇高的声誉。他主演的京剧《贞观盛事》被列为国家舞台艺术精品工程"十大精品剧目"之一，主演的《曹操与杨修》《将相和》《廉吏于成龙》《黑旋风李逵》《霸王别姬》《连环套》等剧，久演不衰，是我国京剧史上难得的经典之作。他曾任中国戏剧家协会主席，两次获得"全国五一劳动奖章"，被评为"上海市劳动模范""全国先进工作者"。

京剧大师梅葆玖：

当“半个和尚”

“养生不仅是锻炼身体或保持饮食均衡，精神上的修炼才是最重要的。我们在生活中要学做‘半个和尚’。生活清静一些，饮食清淡一些，这对健康有好处。”

这是京剧大师梅葆玖先生的养生心得。

梅葆玖很重视学习养生保健知识。无论是电视上的保健节目，还是报纸上的养生文章，他都很感兴趣，经常认真观看与阅读。

对梅葆玖而言，戏比天大。为观众演好每一出戏，是他作为戏曲演员的神圣职责，而这一切都需要一个健康的身体作为支撑。

“如果我整天是一副病歪歪、弱不禁风的样子，还怎么为人民群众演好戏？”梅葆玖向笔者说道，“离开健康的身体，‘为人民服务’便成了一句空话。”

梅葆玖不仅积极学习养生知识，还身体力行，将学到的知识运用于生活中。在饮食上，他什么都会吃一点，不挑食。他既爱吃中餐，也爱吃西餐。每当去国外访问时，他都会对当地的特色菜肴很感兴趣，什么都愿意尝一尝。

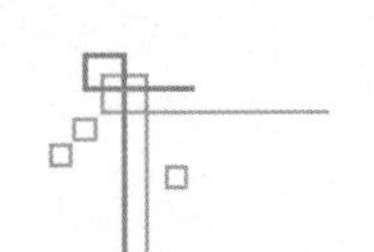

不过，梅葆玖对自己有两条要求：一是不要吃太油腻的东西，二是每餐稍饱即止。

梅葆玖长期保持良好的生活习惯，从不熬夜。在他看来，睡眠是最好的“保健医生”。他说：“早睡就早起，晚睡就晚起，每天要保证8小时的睡眠时间。睡得好，精力充沛，免疫力强，才能延年益寿。反过来，如果一个人长期睡不好觉，则会因免疫力低下而容易生病，也容易减寿。”

梅葆玖既不抽烟，也不喝酒。他说：“这些不良生活习惯是健康的‘蛀虫’。就拿吸烟来说，轻者可损害人的呼吸道，重者会让人患上肺癌。对于立法禁止在公共场所吸烟，我举双手赞成！”

梅葆玖是个非常乐观的人，他的脸上总是挂着笑容，即便遇到挫折或困难，他也不会满面愁容。回忆过去的经历时，梅葆玖感叹道：“我从未干过对不起国家与人民的事，所以心里一直坦坦荡荡的。心中坦荡，自然不会着急，也不会悲伤。遇到难关时，我照样吃，照样睡。在挫折和困难面前，最要不得的是自己把自己绊倒。”

乐观开朗是梅葆玖的养生法宝。凡是接触过他的人都说：“梅先生没有架子，平易近人，说话很风趣幽默。”

有一次，梅葆玖在大热天里光着膀子学开车。一位老太太看见了，问道：“你不是电视上的穆桂英吗？”他听了，笑嘻嘻地答道：“过去是个小媳妇，现在角色不一样了，是个大老爷们啦！”

还有一次，梅葆玖乘飞机去外地。飞行员知道他喜欢航模，就邀请他去驾驶室，坐到机长的座位上拍照留念。梅葆玖笑着拒绝了，说：“要是我坐在那儿拍照，等照片印出来，让别人看见我在这个环境中，还以为我改行开飞机了！”

谈到风趣幽默，梅葆玖说：“我们在平时的人际交往中，没必要总是一本正经的，说话可以随意一些。俗话说得好，‘笑一笑，十年少’。风趣幽默的语言能让生活变得轻松，能给人们带来欢乐，也能让人更健康长寿。”

梅葆玖兴趣爱好十分广泛。他不仅喜欢欣赏歌舞、弹唱、交响乐和歌剧，还爱跳交谊舞。

梅葆玖回忆道："我父亲在世时，经常会去国外演出。他见多识广，人生经验相当丰富。他常对我们年轻一辈说，孩子不能一天到晚只学戏，像个戏呆子。一个人只有知晓各方面的知识，让生活变得丰富多彩，活着才有意思。"

在梅葆玖看来，广泛的兴趣爱好可以丰富我们的生活，陶怡情操，对保持身心健康非常有帮助。

梅葆玖简介：

梅葆玖，1934年出生于上海。他是中国京剧表演艺术大师梅兰芳先生的第9个孩子。梅葆玖10岁学戏，13岁登台演出，深得父亲真传。他曾任北京京剧院梅兰芳京剧团团长，长期致力于"梅派"艺术的传承与发展，并为此作出了卓越的贡献。梅葆玖先生曾荣获"亚洲杰出艺人奖""艺术大师奖""中国京剧终身成就奖"等多项大奖，是在海内外最有影响力的中国京剧大家，他的代表作有《霸王别姬》《贵妃醉酒》《穆桂英挂帅》《洛神》《西施》等。

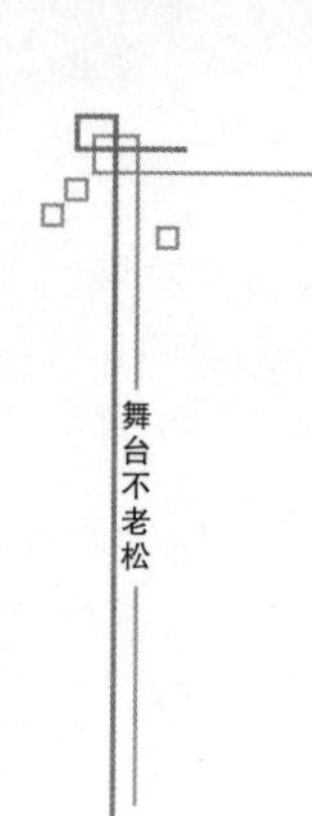

昆曲名家蔡正仁：
“五句话”铭记于心

“一般人的保健知识大多来自于医生和书本，这方面的知识懂得越多，掌握得越全面，就越能主动地掌握人生。”

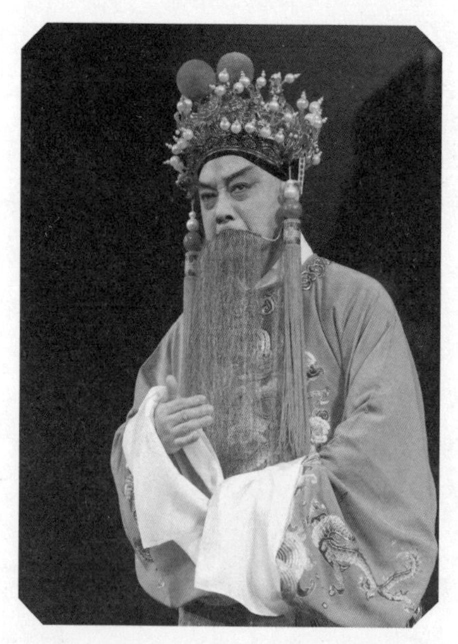
《长生殿》（饰 唐明皇） 供图/元味摄影

这是中国昆曲名家、“活明皇”蔡正仁先生接受笔者采访时说的一句话。

2015年，75岁的蔡正仁挑战新角色，主演了讲述昆曲来龙去脉的新戏《曲圣魏良辅》——看过的戏迷朋友无不大呼过瘾。

闲暇时，蔡正仁喜欢阅读介绍养生知识的书籍和报刊，也爱看中央电视台和上海电视台的保健节目。他结合自身的经验，在养生上总结出了以下“五句话”。

最好的医生是自己

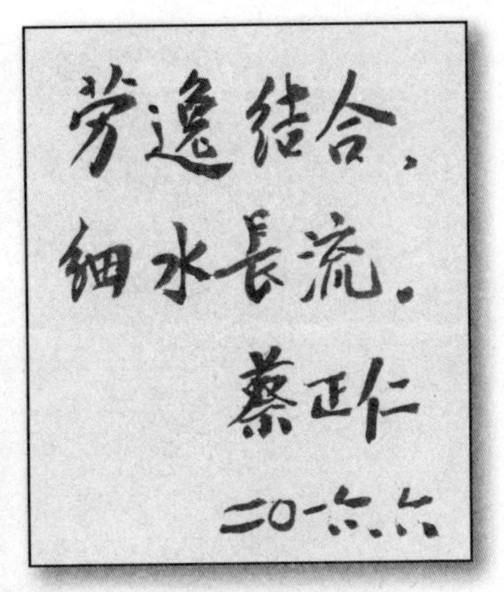

蔡正仁题词

蔡正仁的这句话并非是说医生不重要，而是想强调很容易被大家忽视的患者自身在疾病诊疗中的作用。

毕竟一般人都是在“感觉不舒服”的时候，才会去医院看医生。这里的“感觉不舒服”其实就是一种“自我诊断”。比如，同样的“头疼脑热”，可能有的人会认为“没什么大不了的”，有的人却能从中意识到危机，并及时就医。

另外，人们每次看医生只会用一两个小时，而剩下的时间呢，要在谨遵医嘱的基础上，靠自己来对抗疾病。因此，普通人也要多学习医学和保健知识，成为知晓疾病规律的“半个医生”。

蔡正仁说：“就拿我自己来说，刚患糖尿病时，我感到很害怕，觉得这也不能吃，那也不能吃，怕得并发症。后来，通过看医生和阅读相关书籍报刊，我学习了不少有关糖尿病的知识。比如，糖尿病的发病原因、症状及治疗方法等。”

“这下我心里有底了。我一方面积极治疗，另一方面注意养生保健。于是，我的糖尿病得到了很好的控制。”蔡正仁接着说道，“有时候，遇到患有同类疾病的病友，我还会作为‘半个医生’，向他们介绍自己的经验和体会。”

最好的药物是时间

无论是什么疾病，越早发现，越快治疗，治疗的效果就越好。时间是最好的药物，时间就是生命。

蔡正仁说：“对我们每个人来说，除了要每年进行一次体检外，还要在有病痛时，抓紧去看医生，做到对疾病‘治早、治小、治了’，切勿贻误治疗时间。”

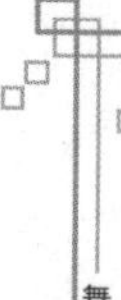

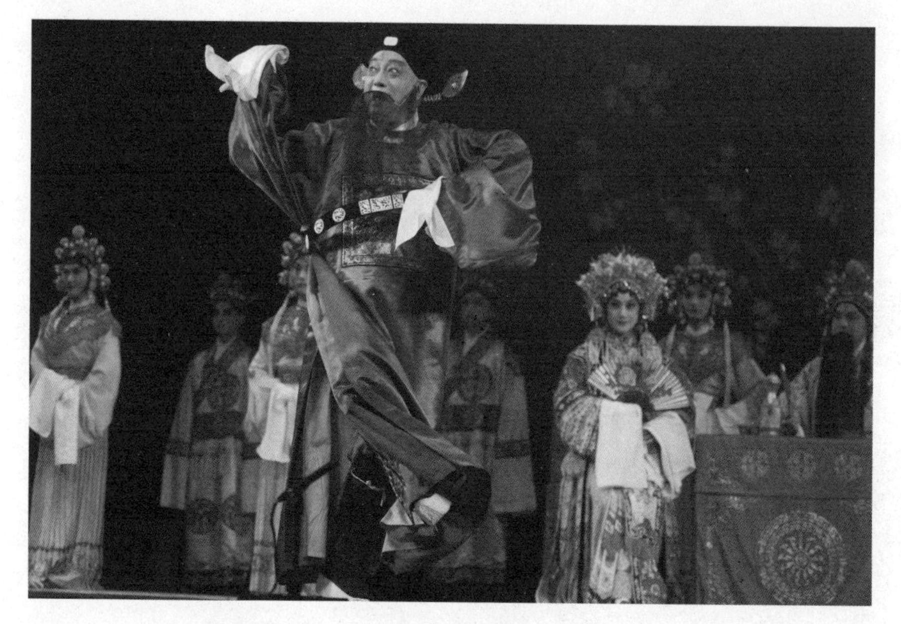

《太白醉写》(饰 李白)

最好的态度是自信

得了病，树立信心很重要。蔡正仁说："有的人吧，一被查出得病了，就变得惊慌失措，到处乱投医，找什么灵丹妙药；或是变得萎靡不振，对未来失去信心。这样可不行。精神状态不好，反而容易加重病情。"

蔡正仁以自己为例，说道："我得病之后，照样工作，整日忙忙碌碌的。不背包袱，建立自信，才能有利于身体的康复。"

最好的运动是步行

世界卫生组织明确指出：步行是世界上最好的运动。千万别小看这项迈开双腿就能完成的运动，步行对降血压、降胆固醇、降低心脑血管疾病发生率和减轻体重都有好处。

蔡正仁长期坚持步行运动，平时经常会在小区里走上几圈。出门办事时，如果离得近，就会走过去而不坐车。乘地铁时，也会选择走楼梯而不是坐电梯。他还每天做一套健身操，全面活动腿、腰、手臂和颈部等部位。

另外，蔡正仁有一个独特的健身方法——每天用背撞墙300下。他已经坚持好几年了，感觉颇有成效。

蔡正仁介绍道："这种'撞墙健身法'是我从中央电视台《中华医药》节目中看到的一种民间健身法。它可以通过刺激穴位，疏通经络，起到强身健体的作用。"

最好的饮品是绿茶

蔡正仁身为昆曲名家，平时免不了要在外应酬，但他仍坚持不吸烟、不喝酒。生活中，蔡正仁喜欢喝绿茶，尤其爱喝龙井茶。外出时，他会把茶叶、茶具都带在身边，走到哪里就喝到哪里，这个习惯已经坚持了30多年。

蔡正仁介绍道："绿茶中含有茶多酚、咖啡因、茶氨酸等成分。喝茶不仅能提神清心、清热解暑、去腻减肥、生津止渴，还能起到一定的抗癌作用。"

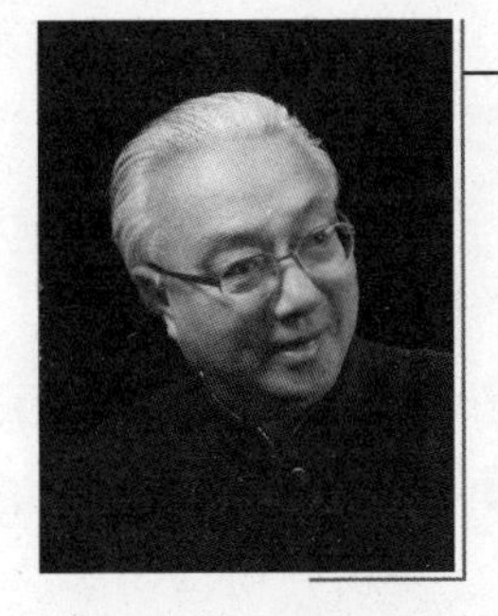

蔡正仁简介：

蔡正仁，1941年出生于江苏吴江。他是我国著名昆曲表演艺术家，曾就读于上海戏剧学校，师从俞振飞等名师，专攻小生。他的音色宽厚而洪亮，表演洒脱而大方，能昆能京，唱念俱佳。他的主要作品有《长生殿》《牡丹亭》《白蛇传》《玉堂春》《连环计》《太白醉写》等。他曾荣获"中国戏剧奖·梅花表演奖"和"上海白玉兰戏剧表演艺术奖"，有"官生魁首""蔡皇""活明皇"等美誉。

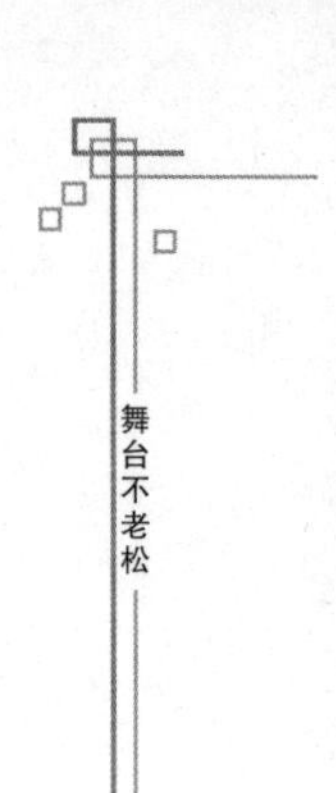

越剧泰斗徐玉兰：
要过好“三天”

“中老年人退休之后，可以做一些自己力所能及且乐意去做的事情，做到老有所乐，老有所为。这样不仅可以摆脱孤独和寂寞，增添生活情趣，还能有益身心健康。”

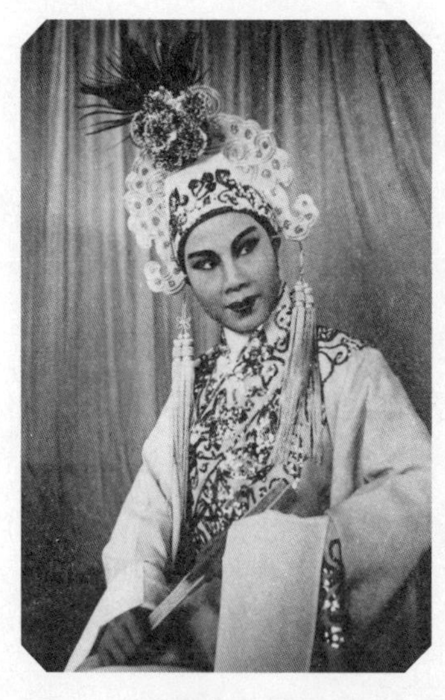
《梁祝》（饰 梁山伯）

著名越剧表演艺术家徐玉兰老师虽然年事已高，但仍对越剧事业保持着一片热忱：或登台演出经典选段，答谢观众的厚爱；或参加业余越剧大奖赛，担任评委；或收年轻演员为徒；或解疑释惑，通过电话解答学子们的问题……

95岁高龄的徐玉兰在接受笔者采访时说道：“老年人最怕的就是无所事事，七想八想，或是陷入痛苦的回忆中，这样对健康是不利的。”

徐玉兰有一颗年轻的心。时髦的栗色卷发和变色眼镜，让她看上去神采奕奕、潇洒不凡。徐玉兰很新潮，不落伍，跟笔者交流时，她口中还会时不时地蹦出“粉丝”“上网”等词。

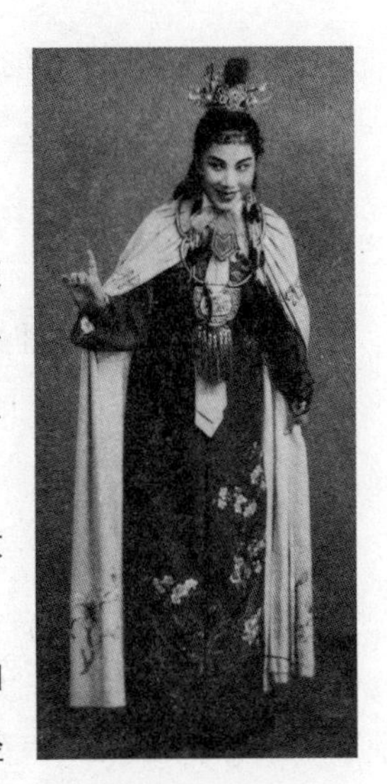

《红楼梦》(饰 贾宝玉)

徐玉兰思路清晰，记忆力极好。对于“小时候翻墙学戏”“主动追求先生俞则人”“1945年与著名越剧演员筱丹桂搭过戏”等往事，记得一清二楚。

徐玉兰的健康长寿来源于她乐观的精神状态。

在她看来，人生有“三天”——昨天、今天和明天。她认为：“对昨天要乐观地看，也要总结经验与教训；对今天要格外地珍惜，踏踏实实地过好每一天；对明天要有规划，有美好的憧憬。”

徐玉兰说：“老年人都喜欢回忆过去，我认为，要多想一些开心的往事，想想自己的人生收获，想想有趣、有意义的事，想想师生情、亲情、友情、邻里情……这样才能心情愉悦，更好地迎接明天。”

她又说道：“如果总是回忆不幸的事，陷入痛苦的漩涡中，那么身心都会受到重创，对健康极为不利。”

年纪大了，生病是在所难免的。对此，徐玉兰的态度是：面对疾病时，心态平和，不愁眉苦脸，既来之则安之。

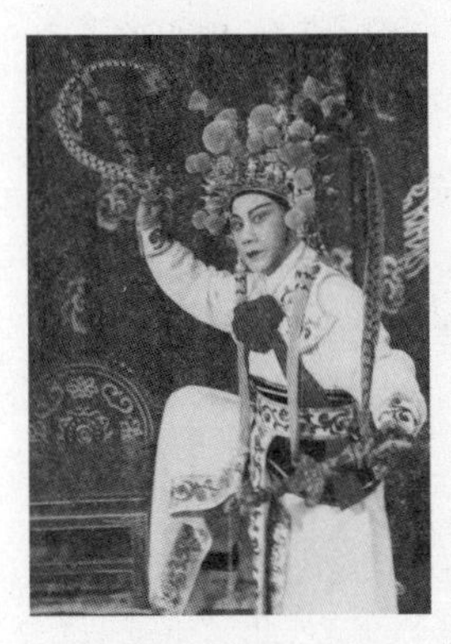

《打金枝》(饰 郭暧)

徐玉兰说：“有病就要及时看，听医生的话，莫要自以为是。我什么大风大浪都经历过了，所以我认为只要心里坦荡，什么都不是问题。”

谈起徐玉兰的日常生活，照顾她的阿姨介绍道：“徐老退休后仍不忘练功，而今她每天都要到小区里走上两圈呢。”因为徐玉兰相信“生命在于运动”，她把走路看作是“良药”。

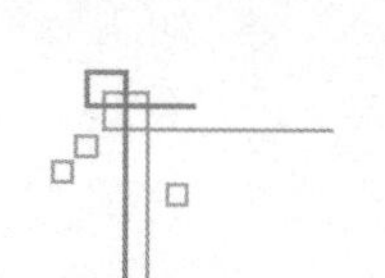

过去，徐玉兰很喜欢写书法，经常在家中练字，后来因为眼睛不好，只能偶尔动动笔。不过，现在徐玉兰依然坚持练唱，她每天清晨都要起来吊嗓子。

徐玉兰说："拳不离手，曲不离口。经常会有学生来找我请教问题，我要讲出个道理来，就要示范给他们听，所以每天都要吊嗓子。"

虽然已经年过九旬，但徐玉兰依然中气十足，唱腔高亢激昂，令人惊叹！

徐玉兰在膳食上讲究"以素为主，小荤为辅"。她喜欢吃新上市的绿色蔬菜，并请阿姨在烧菜时少放些油、盐、糖，尽可能做得清淡一些。徐玉兰说："而今患三高症（高血压、高血糖和高脂血症）的人很多。这与吃得太油腻有关。"

徐玉兰说："病从口入，人们一定要把好食品安全这一关。" 她在"吃"上讲究"六个不"：不吃腌制食品，不吃煎炸食品，不吃碳酸饮料，不暴饮暴食，不吃无证摊贩的食品，不乱服药。

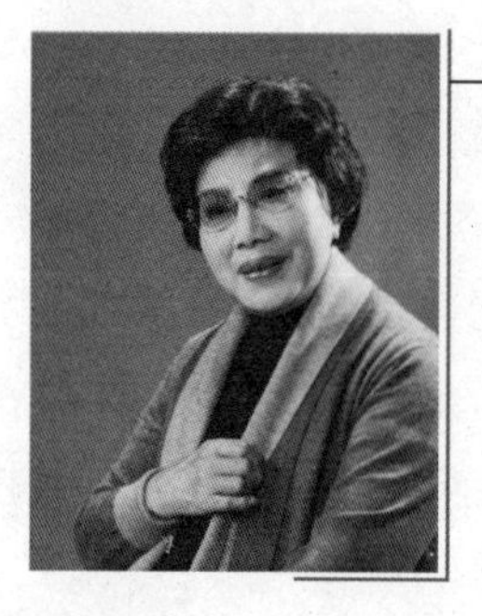

徐玉兰简介：

徐玉兰，出生于1921年，越剧表演艺术家，"中国戏剧节终身成就奖"获得者。她和王文娟主演的越剧《红楼梦》是中国戏剧史上里程碑式的作品。1962年上映的越剧电影《红楼梦》，更是让她的经典唱段传遍中国的大江南北。徐玉兰从艺80多年来，在舞台上塑造了无数性格鲜明的人物形象，如《红楼梦》中的贾宝玉、《西厢记》中的张生、《春香传》中的李梦龙、《追鱼》中的张珍、《打金枝》中的郭暧、《北地王》中的刘谌等，为越剧艺术的传承、创新和发展作出了杰出的贡献。

豫剧大师马金凤：

百病生于气

“百病生于气，这句话有一定道理。人要健康长寿就要少生气，不生气，常使快乐伴随自己。”

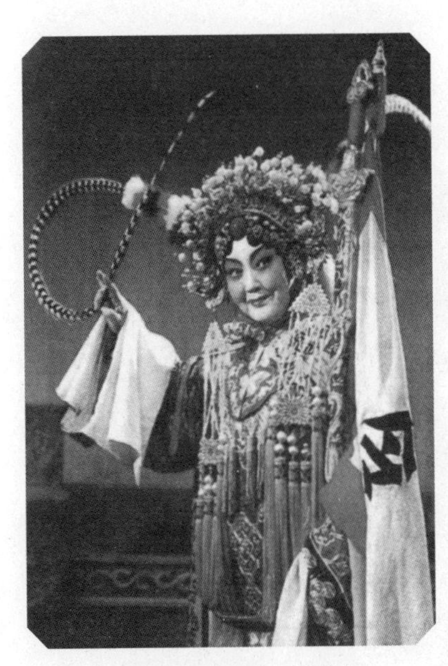

《穆桂英挂帅》（饰 穆桂英）

这是豫剧表演艺术家马金凤老师在接受采访时说的一番话。

马金凤曾被老舍先生赞美为“洛阳牡丹”。她6岁随父亲学习河北梆子，7岁登台配戏，9岁改学豫剧，13岁时就出演穆桂英。成年后，她拜梅兰芳为师，技艺日趋精湛。她成功塑造了气宇轩昂、雍容大度的巾帼英雄穆桂英的舞台形象，深受广大观众朋友的喜爱。

马金凤说：“我读《三国演义》，每当翻到‘诸葛亮三气周瑜’那一段时，都会劝诫自己平时不要生气。周

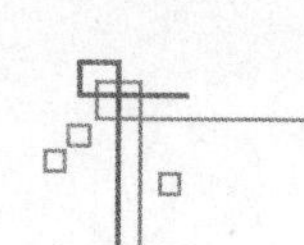

瑜被诸葛亮气得高呼：‘既生瑜，何生亮！’连叫数声而亡。这可不就是被气死的！所以说，不生气是一种很好的养生方法。”

94岁的马金凤向来注重养生，她经常对周围的人说：“养生很重要。”马金凤将自己的养生经验总结为以下四个方面。

人不能闲着

马金凤每天都会练功，她已经坚持了数十年，即便如今已年逾九旬，她仍在坚持。她介绍说：“闲着容易血脉不畅，多动手脚，多动身体，能使经络畅通，有利于新陈代谢，能促进健康与长寿。”

马金凤每天都会在上午或下午找一段时间，弯弯腰，压压腿，踢打腾跃一番。有趣的是，马金凤还爱玩电脑游戏，一玩就是一个多小时。

马金凤说：“人的生命就像长河里的水，不断地流动，生命才会永不停歇。水不流动就会变成一潭死水，失去活力。”

人要常做好事

这也是马金凤的人生信条。她说：“常做好事，心里坦然，心情舒畅，免疫力提升，自然有益健康。”

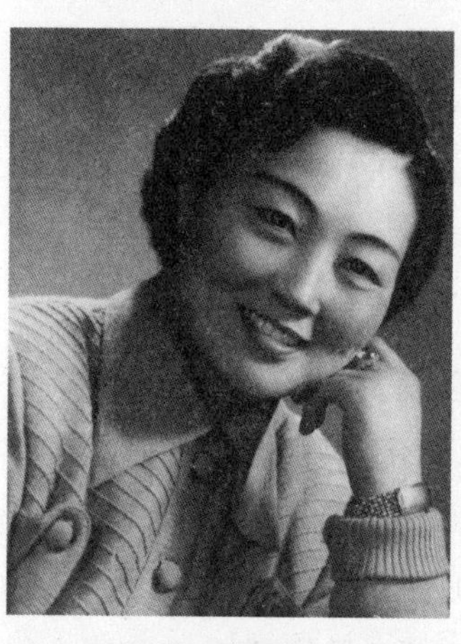

年轻时的马金凤

每年马金凤都要随剧团到各地演出，场次在100场以上，有的还属于公益性质的慰问演出。数十年来，马金凤始终把观众放在最重要的位置上。

有一次，一位开封的乡村教师追到洛阳，要看她的戏。那时，马金凤刚演出回来，得知这个消息后，马上把那位教师从火车站接到自己家中，专门为他唱了几曲，还送给他一本自传，并与他合影。

那位教师连声感叹：“马老师没有一点架子，真是地地道道的人民艺术家！”

马金凤把钱看得很轻。有一次，她在台湾演出，突闻家中遭窃，同事们都为她着急，但她一点都不急。演出回来，大家一起来到马金凤家里，发现她住的竟然是几间破旧的屋子，看的是九寸黑白电视机，小偷什么值钱的东西都没找到。

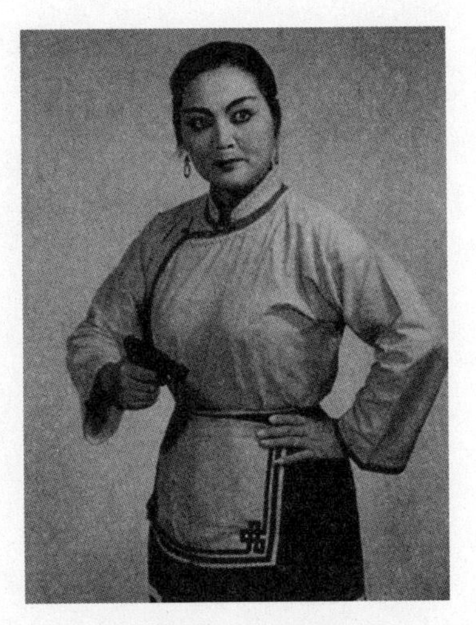

《沙家浜》(饰 阿庆嫂)

马金凤说：“人活着不能只为自己吃得好、穿得好、玩得好，要多为他人着想。在帮助他人的过程中，自己也能获得心灵上的快乐。”

保护好嗓子

马金凤说：“嗓子是我的‘武器’，是我艺术生命的所在，保护好嗓子对我来说至关重要。”为了保护好嗓子，她不吸烟，不喝酒，平时常吃一些绿色蔬菜、豆制品和面汤。

如今，90多岁的她，嗓音仍旧如年轻时一样清脆洪亮，这与她长年坚持养生不无关系。

宠辱不惊，随遇而安

什么是养生？在马金凤看来，精神上的修炼是第一位的。人生不可能事事顺心，处处如意。不如意的事经常会发生，人们要心态平和地面对这些事，要拿得起放得下，不钻牛角尖，不斤斤计较，这对保持身体健康很重要。

马金凤在人生中也遇到过一些挫折，但她凭着对信仰的坚持和对艺术的热爱，迈过一个个关卡，度过了艰难时期。她以精湛的演技，获

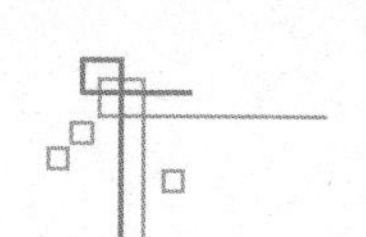

得了观众和同行的认可，也收获了众多奖项，人们赞扬她是“国宝级艺术家”。

马金凤一直平易近人，她始终把人民群众看成自己的衣食父母，经常赴社区、企业和部队进行公益演出，在社会上赢得了一片赞誉。

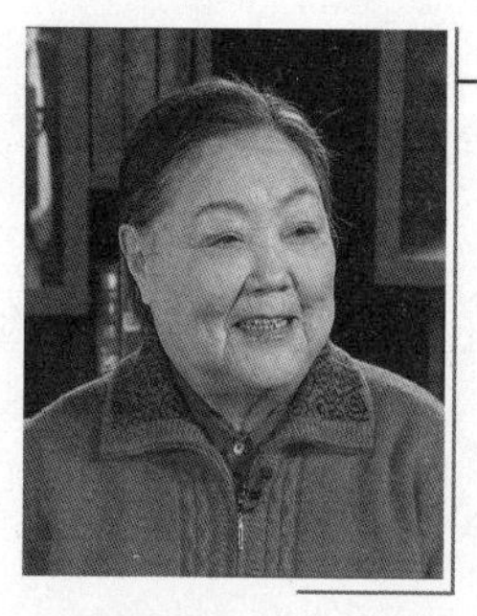

马金凤简介：

马金凤，1922年出生于山东曹县，国宝级豫剧大师，曾获国务院授予的“对国家有特殊贡献的专家”称号和文化部颁发的“终身艺术成就奖”。她的嗓音清脆而圆润，音质柔韧而坚实，唱腔高亢而朴实。她的一出《穆桂英挂帅》响彻神州大地，堪称经典。她的代表作有《穆桂英挂帅》《花打朝》《花枪缘》《杨八姐游春》等。

舞蹈家赵青：三个“把握好”

“热爱生命，珍惜健康！”

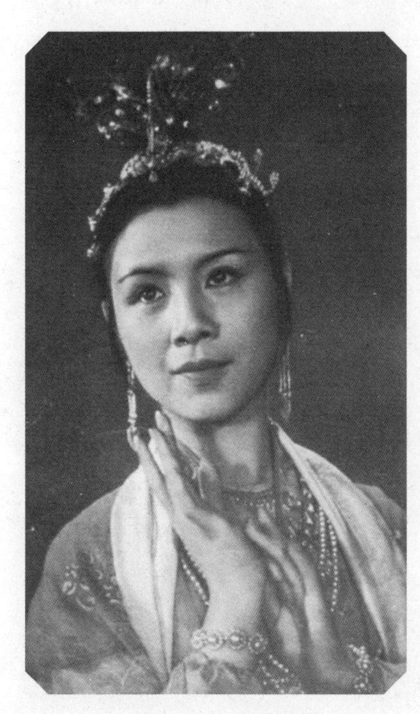
《宝莲灯》(饰 三圣母)

赵青是中国电影大师赵丹之女，是新中国第一代舞剧表演艺术家，曾主演过许多中国经典歌剧。当年，她曾与郭兰英一起，被称为中国歌剧舞剧院的两大台柱子。

20世纪50年代，赵青凭借着非凡的艺术天赋和超乎常人的努力，在演艺界崭露头角。她主演的歌舞剧《宝莲灯》《小刀会》等，堪称歌舞剧的经典，受到了全国亿万观众的追捧。

赵青将舞蹈视为生命，她有“赵疯子”“拼命三郎”之称。然而，舞蹈在带给她欢乐的同时，也给她带来了病痛。1992年，赵青被诊断为左侧髋

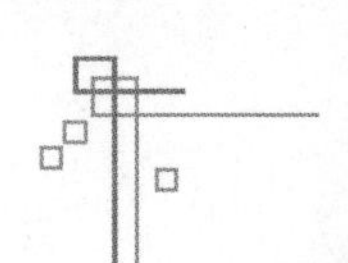

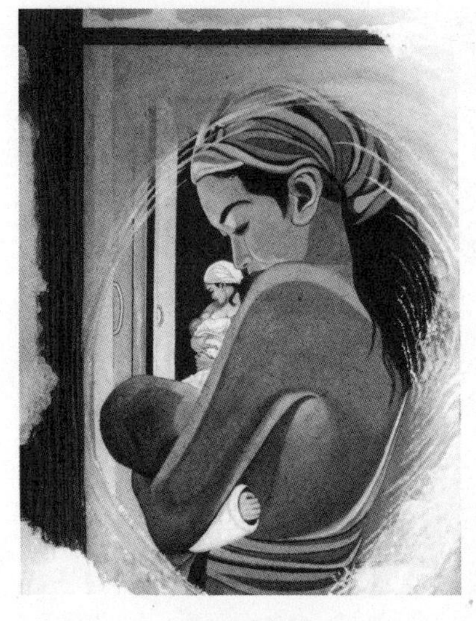

赵青画作《乳汁》

关节坏死，并做了髋关节置换手术。医生告知她不能再跳舞了，必须离开舞台。这让她跌入了人生的低谷。

然而，赵青没有被命运击垮。她乐观地说："不能跳舞，我还能写和画，我要在这两方面下功夫。"

赵青果然说到做到。为了缅怀因保护丹顶鹤而牺牲的环保志愿者徐秀娟，她编写了舞剧《丹顶鹤》，来纪念"中国第一位驯鹤姑娘"的美好人生。后来，她又拿起画笔，画起油画来。

虽然赵青没有接受过系统的美术训练，但她从小就受父亲的影响，喜欢画画。赵青天资聪颖，又有"拼命三郎"的劲头，不久就在绘画上取得了很大进步，创作出了《伏羲女娲》《丹顶鹤》《晚霞》等50多幅优秀的油画作品。

如今，赵青在国内外举办过多次个人画展，收获了来自美术界权威人士和国内外广大艺术爱好者的由衷赞美。

回忆往事，赵青颇为感慨地说："天灾与疾病固然可怕，但精神上的颓废与厌世更可怕，它们会摧毁人的意志，使人成为废人。当我们不能在原有的舞台上跳舞时，不必哭泣，也无须悲伤，我们可以换一种活法，到另一个领域里翩翩起舞，实现人生的价值。"

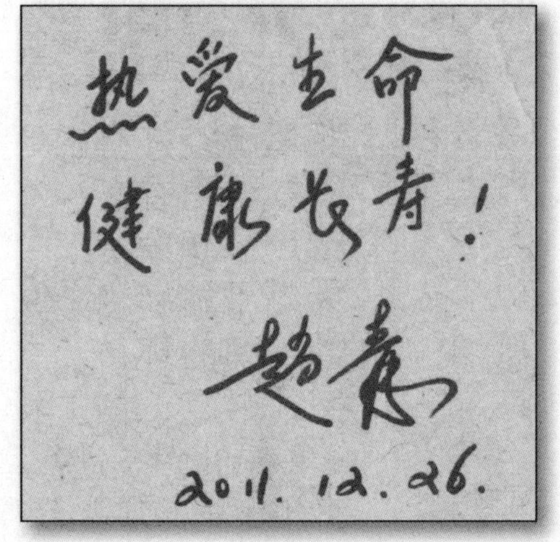

赵青题词

赵青说："有人说健康第一，我非常赞同这句话。身体垮了，一切等于零，还谈什么事业？故而，我们一定要热爱生命，珍惜健康。"

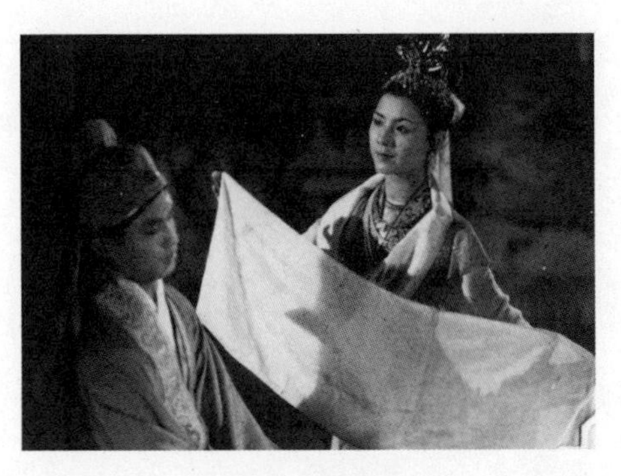
《宝莲灯》（饰 三圣母）

在赵青看来，养生要讲究三个"把握好"。

一是把握好劳与逸的关系。过度劳累或闲着不动都不利于健康，只有劳逸均衡，一张一弛，才能使生命之水长流不息。二是把握好四季变化。人的衣着打扮、生活作息都要随季节的变化而做出调整。三是把握好饮食的度。饮食适当，营养均衡，才有益于健康。

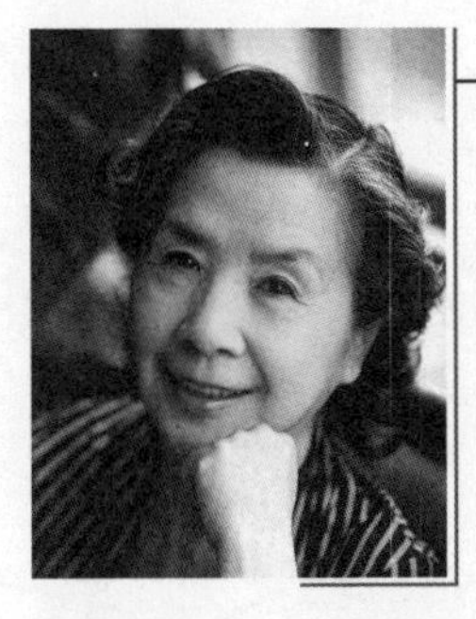

赵青简介：

赵青，1936年出生于山东肥城，我国著名舞蹈表演艺术家，首批享受国务院政府特殊津贴的专家。她曾任中国舞蹈家协会副主席，第三届全国人大代表，连任第五、六、七、八、九、十届全国政协委员，现任中国舞蹈家协会顾问。她主演的舞蹈作品有《宝莲灯》《小刀会》《刚果河在怒吼》《八女颂》等，参与创作和主演的舞剧有《梁祝》《刑场上的婚礼》等。她著有《两代丹青》《我和爹爹赵丹》等书。

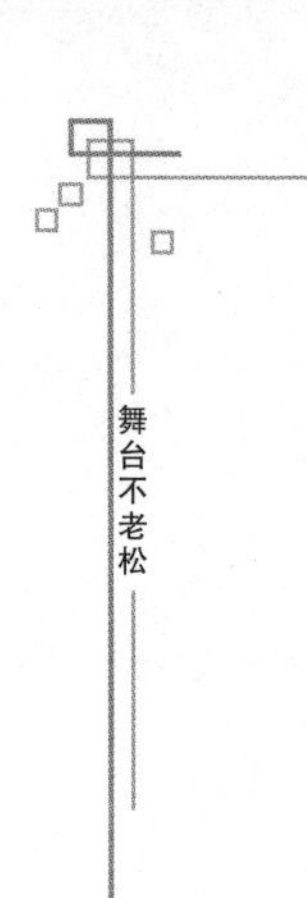

笛界宗师陆春龄：
呼吸有道调气血

“人要多动，心态要好，这是养生的关键所在。”

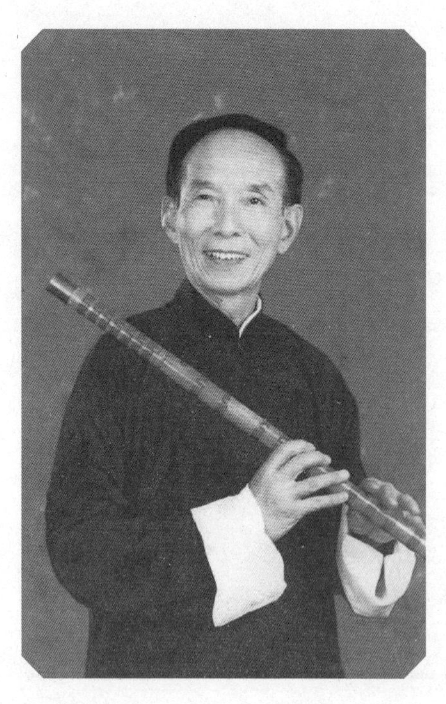

当被问及自己的养生秘诀时，著名笛子演奏家、作曲家陆春龄老师如是说。

2008年，87岁高龄的陆春龄竟然登上了海拔4 000多米的阿尔卑斯山。看着山上的皑皑白雪，陆春龄不禁童心大起，他时而玩雪，时而吹奏一曲《梅花三弄》。

悦耳的笛声回荡在阿尔卑斯山上，游客们不由自主地沉醉其中。一曲终了，人们纷纷围上来，就地取材，捧起团团白雪，向陆春龄献礼以表敬意。

几位上海游客激动地对陆春

龄说：“我们从小就特别喜欢听您吹笛子，也在电视上看见您好多次了，想不到今天竟然能在异国他乡的阿尔卑斯山上亲眼见到您，亲耳聆听您演奏，真是太荣幸了。”

还有一次，陆春龄乘公交车外出，他看见一位满头白发的乘客正步履艰难地上车，便毫不犹豫地起身让座。这时，车上有人认出了他，惊叹道：“这不是电视上的笛王陆春龄吗？”车厢中顿时热闹了起来。

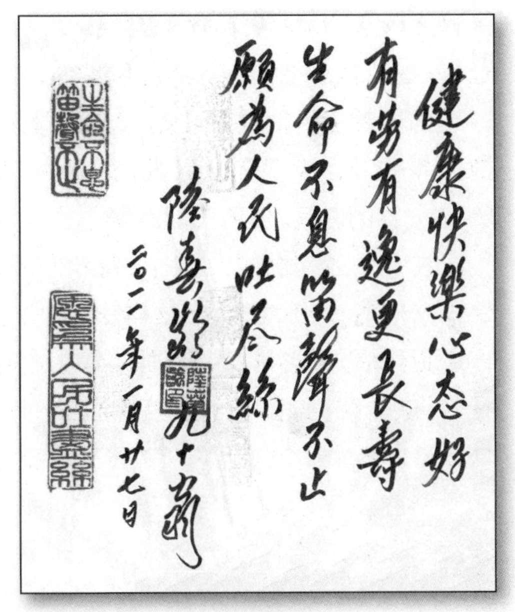

陆春龄题词

当得知陆春龄已经85岁高龄时，那位刚坐下的白发老人坐不住了，他忙站起来说：“我刚过70岁，比您小15岁，哪有占您位子的道理呢？”陆春龄马上按住了老人的肩，说：“我年龄是比你大些，但身体比你好，理应你坐。”

正当双方彼此谦让之时，旁边年纪轻些的乘客赶忙把陆春龄扶到自己的座位上坐下。一位德高望重的老艺术家，毫无架子，处处礼让，这就是积极乐观的心态。

前些年，陆春龄在自己90岁的寿宴上，当场持笛，表演了几支曲子，让在座亲朋听得如痴如醉。

如今，陆春龄已经95岁了，但他依然身体康健，空闲时还能拿起笛子吹上几曲。他的笛声依旧那么淳厚圆润、婉转动听。

陆春龄十分重视健身，经常做一些自编的健身操，如弯弯腰、踢踢腿等。空闲时，还会去打打乒乓球和保龄球。

作为笛子、洞箫和巴乌演奏家，陆春龄认为演奏这些乐器对自己

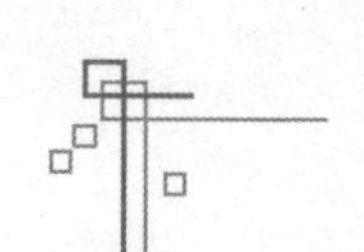

的健康大有裨益。吹奏笛子需要用气息来控制，一呼一吸，有规律地运气，这能很好地锻炼人体心肺功能，帮助调理气血，增强体质。

陆春龄生活得很有规律，每天早上7点准时起床，晚上从不熬夜。数十年来，他从没有失眠过，即使演出之后人很兴奋，回家后只需5~10分钟的时间，便能安然入睡。

在饮食上，陆春龄主张："喜欢吃的菜便多吃一些，不喜欢吃的菜便少吃一些，但不能挑食，这样才能保证营养均衡。"

退休后，陆春龄经常参加"笑口常开艺术团"的公益演出活动，到社区、敬老院、部队和监狱等地演出。有的人问他："您是'笛王'，为什么要去参加一分钱出场费都没有的演出？"

陆春龄答道："因为我是人民群众养育长大的。现在有了一点成绩，怎么能忘了回报社会呢？"

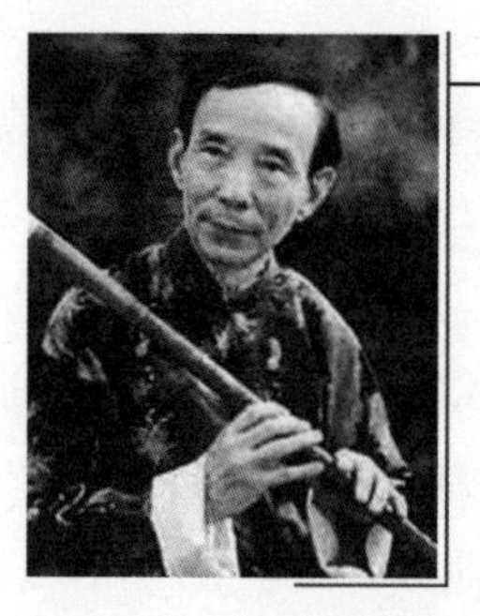

陆春龄简介：

陆春龄，1921年出生于上海，我国最有影响力的笛子演奏家之一，曾任上海音乐学院教授、上海江南丝竹学会会长，拥有"中国魔笛"的美誉。他创作的笛子曲目《今昔》《喜报》《江南春》等，以及整理的曲目《鹧鸪飞》《欢乐颂》《小放牛》等，都已成为保留曲目。从艺数十年来，陆春龄出访过几十个国家，还曾为英国女王等国家元首演奏过。卓越的艺术成就使他获得了"美国金钥匙奖""中国民乐艺术终身贡献奖"等诸项大奖，更让他当之无愧地成为笛子演奏界的一代宗师。

相声大师姜昆：
“一二三”健身法

“开心比什么灵丹妙药都有效。”

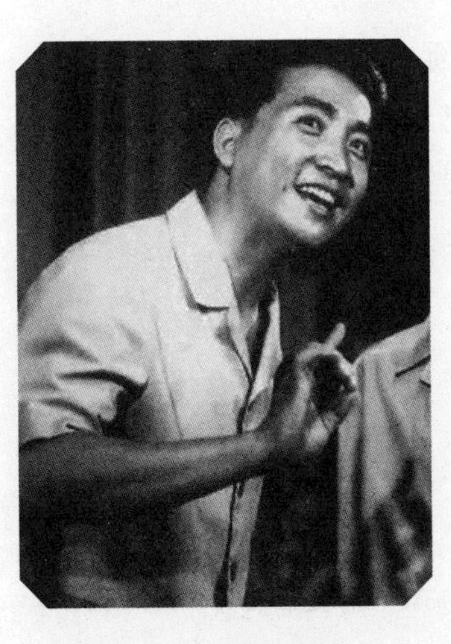

这是我国著名相声表演艺术家姜昆老师对养生最直接的看法。

40多年前，笔者在北大荒工作时，就听闻过姜昆的大名。他那时是黑龙江生产建设兵团某师文艺宣传队的队长，也是曲艺说唱的高手。他表演的节目很受广大农垦战士的欢迎。

如今，几十年过去了，年过花甲的姜昆却依然如年轻时一样，全身上下活力四射。他是如何留住青春的？有什么保养秘方吗？笔者带着崇敬与好奇，千方百计地联系上了他。

“我还真有个养生绝招。”姜昆笑道，“就是我自创的‘一二三’健身法。”

一是以健康为中心。姜昆说：“现在的人都很忙，不过，人越忙就越应该重视养生保健。”

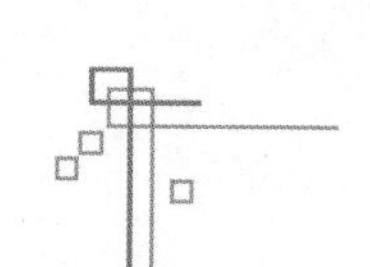

二是两个“一点”——潇洒一点和糊涂一点。在姜昆看来，人要活得潇洒一点，糊涂一点，这样才不累。潇洒一点，哈哈一乐，比什么灵丹妙药都有用。特别是上了年纪的人，不能什么事情都较真，有时候糊涂一点好。对物质和金钱看开一些，要懂得知足常乐。

三是“三老”——老伴、老友和老兴趣。

先说老伴。有的人因为生活条件或社会地位提高了，就想换老婆，或者在外头养“小蜜”，这是很不好的。少年夫妻老来伴，青梅竹马建立起来的爱情是最珍贵的，而且夫妻恩爱也能促进身体健康。

再说老友。人老了要有朋友相伴，经常串串门、聚聚会，或者结伴去旅游。这可以让我们扩大视野，增添人生乐趣，减少忧愁。

最后说老兴趣。有兴趣相伴，人生就不会感到寂寞。或看书读报，或钟情旅游，或养花种草，或弹琴下棋。选择一两样业余爱好，钻进去，乐在其中。这样人就不会胡思乱想，自寻烦恼。

谈到疾病时，姜昆说：“人老了难免会得一些慢性病。生病了，千万不能乱琢磨，越琢磨思想负担越重，越琢磨越疼痛，越琢磨病越重。最好的办法是放下包袱，随它去。不过，还是要重视治疗，及时就医，谨遵医嘱，科学地控制病情。”

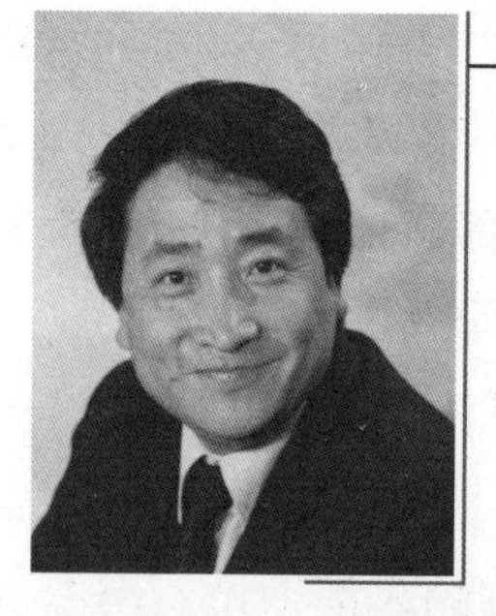

姜昆简介：

姜昆，1950年出生于北京，著名相声表演艺术家，中国曲艺家协会主席。从艺几十年来，他创作和表演了上百段相声佳作，如《诗、歌与爱情》《看电视》《电梯奇遇》《着急》《虎口遐想》等，深受全国观众喜爱。2003年，他被中国文联授予“全国德艺双馨艺术家”的光荣称号。

滑稽戏泰斗嫩娘：

食疗养生有奇效

“一个人养生知识学得越多，就会在行动上越自觉。要想身体健健康康的，就要经常阅读养生书籍。”

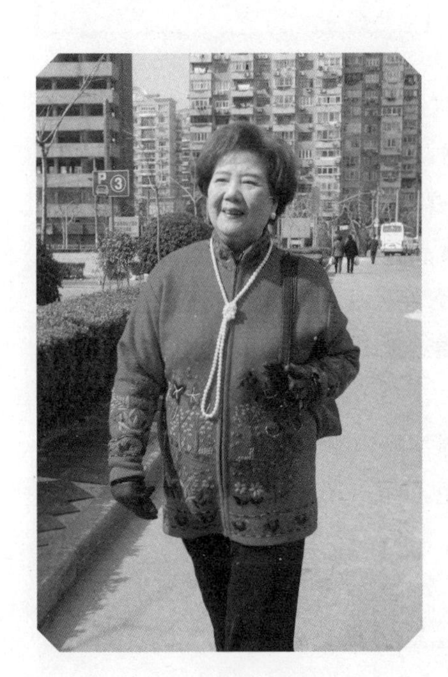

这是人称“艺坛常青树”“百姓开心果”的滑稽戏表演艺术家嫩娘的养生格言。

嫩娘是吴语区家喻户晓的“老舅妈”。如今，年近九旬的她依然身体硬朗，耳聪目明。她的视力特别好，不仅能看清《新民晚报》上的小字，还能自己穿针引线，用不着他人帮忙。她的耳朵也很灵，一点儿声响都能分辨得清清楚楚。有时家里来了客人，她还能下厨帮忙。

嫩娘平时十分注重学习养生知识。她常收看中央电视台的《中华医药》节目，对报刊上的养生版面也非常有兴趣。有时候，她还会买一些介绍保健知识的书籍，送给身边的亲朋好友。

大家可能想不到，嫩娘小时候身体并不好。她用上海话跟笔者聊道：“我小辰光（时候）身体老蹩脚（不好）的。9岁时，我生过一场伤寒，人瘦得不得了。家里爷娘（父母）视我为宝贝，不但请来名医为我治病，还买了许多营养品给我吃，如银耳、燕窝、莲子、红枣、核桃、桂圆肉和冬虫夏草等，一直吃到我身体发育。就这样，我的身体才慢慢地好了起来。”

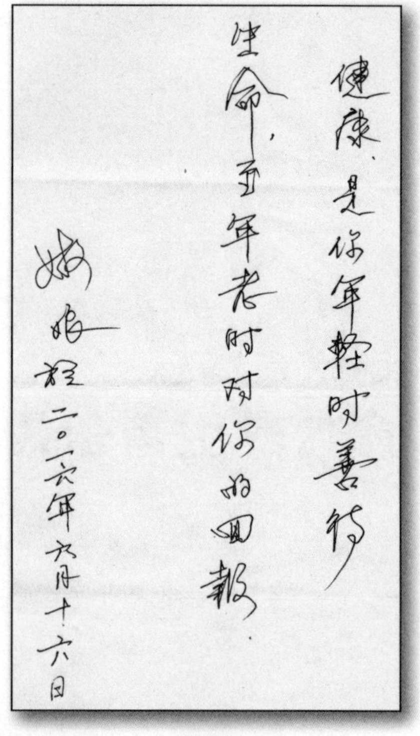

嫩娘题词

回顾这段经历，嫩娘深有感触：“食疗确实能滋补身体，帮我们对抗疾病。从那以后，我就非常重视食疗，注意学习各种食品的营养成分与价值，在选购与烹调时处处留心。我能有现在这样的好身体，与吃得好、吃得合理大有关系。”

嫩娘从不吃煎炸食品和腌制食品，主要吃些清蒸鱼虾和时令蔬菜，吃得比较清淡，而且每餐只吃八分饱。她每天早上与晚上各喝一杯牛奶，平时很爱吃水果，如苹果、芒果、脐橙和西瓜等，她还特别喜欢吃猕猴桃。

她向笔者介绍道：“猕猴桃营养丰富，含有大量的膳食纤维和丰富的维生素C，不仅能帮助消化，防止便秘，还能降低胆固醇，促进心脏健康。”

每到冬季，嫩娘还会吃点膏方。她说：“冬天进补，春天打虎。我已经吃了20多年膏方，感觉效果极佳。”

嫩娘的生活比较有规律。她每天晚上11点左右睡觉，第二天早上7点左右起床，每天保证睡足七八个小时。早上起床后她会打开窗户，呼吸一下新鲜空气，然后空腹吃一勺蜂王浆。

另外，嫩娘每天都会做几回自创的保健操，风雨无阻，坚持了很多年。这套自创的保健操动作很简单，摇摇头、弯弯腰、踢踢腿、捏捏手指头，只要十几分钟就能让全身上下都活动一遍。

嫩娘平时很喜欢散步，隔三差五地总要围着她家附近的体育场走上一两圈。嫩娘说："经常活动活动可以强健筋骨，疏通血脉，延缓衰老。"

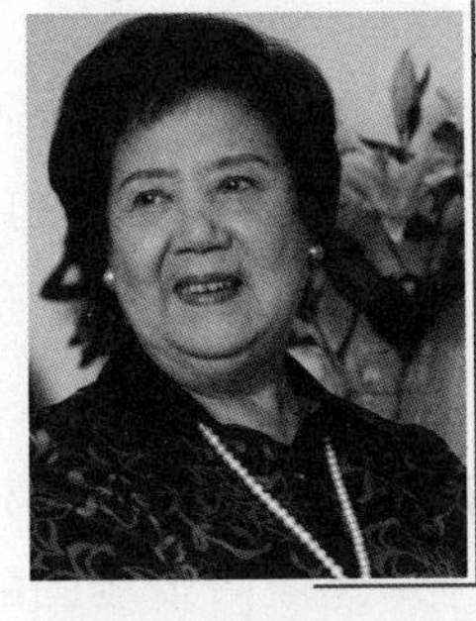

嫩娘简介：

嫩娘原名方丽英，1926年出生于上海，她是上海滑稽戏界的著名旦角，还在电视荧幕上塑造了家喻户晓的艺术形象——"老舅妈"。嫩娘15岁登台演主角，至今已从艺70余年。她在《三毛学生意》《活菩萨》《七十二家房客》《大李、小李和老李》《官场现形记》《滑稽春秋》《老娘舅》《老娘舅的儿孙们》等戏中饰演过100多个角色，是上海滑稽戏界公认的女泰斗。

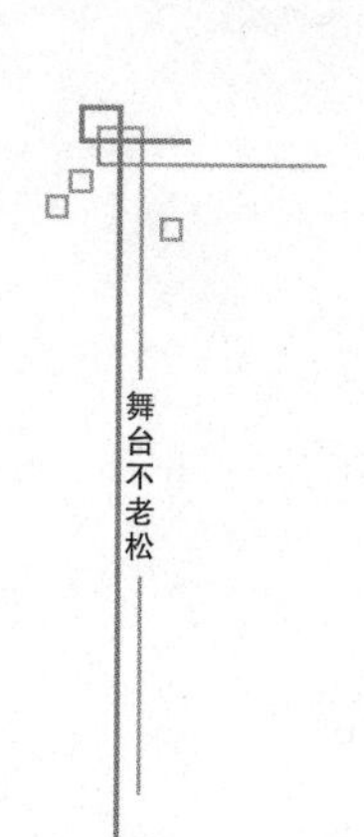

“老娘舅”李九松：
不畏疾病，轻装前行

“我相信，患心脑血管疾病的人也能长寿。只有保持良好的心态，才能更好地控制病情。”

这是著名滑稽戏表演艺术家李九松先生的经验之谈。

提起李九松，人们不由得会想起他在《老娘舅》等一系列喜剧中的精彩表演。如今，李九松已经83岁高龄，但他就像“老顽童”一样，常常以风趣幽默的言谈逗得大家哈哈大笑，真不愧是沪上“不可多得的活宝”。笔者与他交谈时，感到非常轻松愉快。

李九松出生于贫苦的艺人之家，他的父亲李明扬是“春明社”戏班子的创办人。李九松从小耳濡目染，6岁就开始登台表演。新中国成立后，他进入滑稽剧团，拜崔文轩、文彬彬为师，走上了滑稽戏表演之路。

李九松主演的都市情景喜剧《老娘舅》，从1995年9月首播到2007年12月播放最后一集，总共经历了12年，被誉为“海派”室内情景喜剧的经典之作，并荣获了“中国电视剧飞天奖”。

中国2010年上海世界博览会期间，李九松作为代表，向外国来宾介绍了《老娘舅》和上海百姓的新生活。时任联合国副秘书长的贝南，

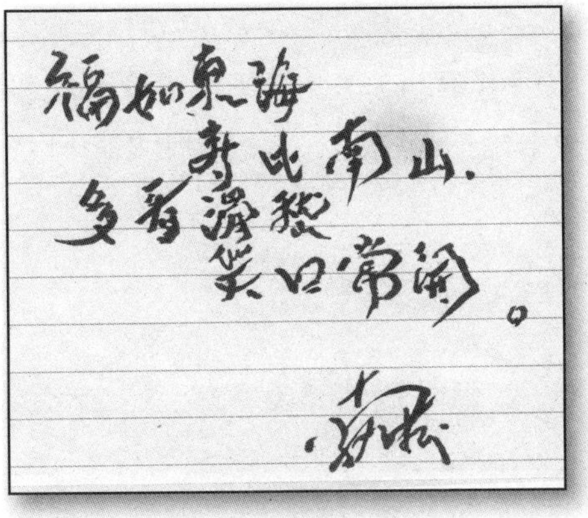

听完他的介绍后很兴奋，愉快地与他合影留念。如今，这张照片一直挂在李九松的家中。

其实，李九松的身体状况并不理想，他患有高血压和糖尿病等疾病，自称是“半条命”。可就是这“半条命”，天天在荧幕上亮相，饰演老娘舅一角长达9年之久。

李九松题词

虽然年事已高，但每当滑稽戏界有重大活动时，只要身体允许，李九松总会参加。他积极提携后辈，经常亲自到排练现场，指导青年演员，帮助他们提高技艺。他热心参与社区活动，慷慨解囊，帮助困难群体。他的善心善举获得了居民们的交口称赞。

笔者不禁好奇，一个身患高血压和糖尿病的人，为何会如此精力十足?

李九松笑道：“这主要是我的心态好，始终用正确的态度面对疾病。”接着他谈起了自己养病治病的三点体会。

卸下思想包袱，轻装前行

在李九松看来，我们面对疾病时，一定不要有恐惧感。如果老是惦记着自己生病了，整天忧心忡忡的，只会加重病情。

“平时不要总是去想自己生病了，该做的事照做。不过，要量力而为，不能过度劳累。”他说道，“保持良好的心态，才能提高自身的免疫力。在治疗疾病时，精神状态是第一位的，大家切莫忽视这一点。”

适当运动

李九松说：“经常动一动，一是可以转移人对疾病的注意力，二是可以增强抵抗力，三是可以让人从中觅得乐趣，有利于身心健康。”

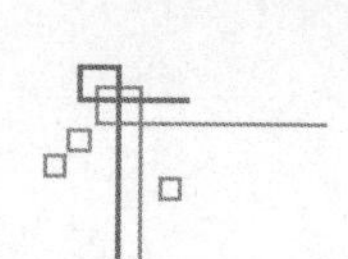

李九松喜欢种植花草，每天都会花几十分钟时间莳花弄草。他觉得这种低强度的活动，对增强体质很有帮助。李九松不仅喜欢种花种草，还喜欢养狗养鸟。他介绍说："多与小动物相处可以让人变得性情温和。另外，遛狗遛鸟也能锻炼身体。"

相信自己可以长寿

在李九松看来，只要控制好疾病，保持病情稳定，患心脑血管疾病的人也可以长寿。比如，曾任英国首相的著名政治家温斯顿·丘吉尔，他患有高血压，还曾因脑卒中而半身不遂。但他并没有被疾病拖垮，乐观的心态和适当的运动让他一直活到了90岁。

李九松想告诉心脑血管疾病的患者："不要悲观，只要用正确的心态和方法面对疾病，长寿就不是梦。"

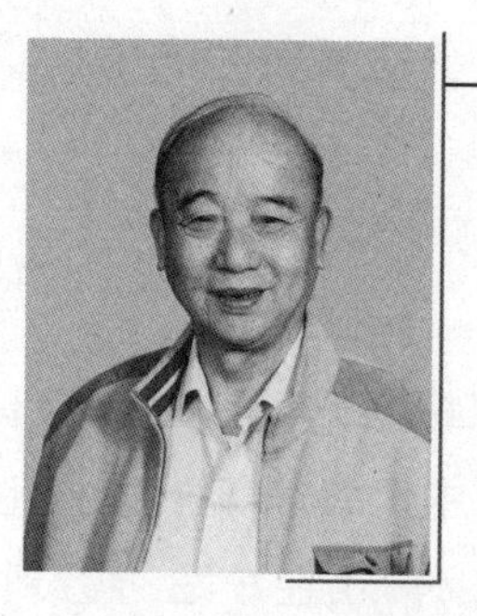

李九松简介：

李九松，1934年出生于江苏海门，著名滑稽戏表演艺术家。他口齿伶俐，语言幽默，动作感鲜明，憨态可掬，深受观众喜爱。在数十年的演艺生涯中，李九松饰演了许多令人印象深刻的"小人物"，如《苏州两公差》中的小公差、《孝顺儿子》中的父亲、《老娘舅》中的老娘舅等。他主演的小品《沐浴》荣获了"上海话剧小品二等奖"，滑稽戏《征婚》荣获了"全国喜剧小品一等奖"。

笑星王汝刚：
十八字养生经

“身体健康，工作和生活才有奔头，人生才能结出成功之果。”

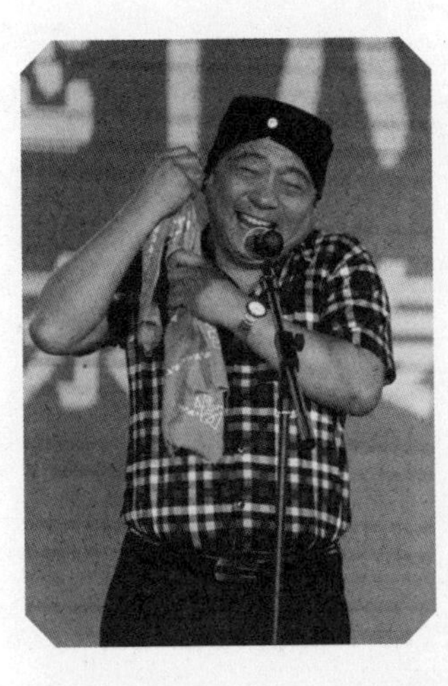

王汝刚是吴语区家喻户晓的喜剧明星。他凭借先天的诙谐性格和后天的说、学、做、唱的深厚功底，赢得了广大观众朋友的喜爱。

王汝刚十分重视养生保健，他根据自身经验，总结出了“十八字养生经”：

常跑跑，多笑笑，常动笔，要守时，欲望少，心态好。

一是常跑跑。王汝刚说：“演员要走近群众，从生活中汲取养料，这样他的表演才能打动人。而且常跑跑，筋骨好。我平时喜欢在车站、超市和菜场转悠。这样不仅可以为喜剧创作寻找灵感，还能锻炼身体。”

二是多笑笑。王汝刚说：“笑一笑，十年少。知足常乐，助人为乐，自得其乐……我认为开心是最好的补品。”

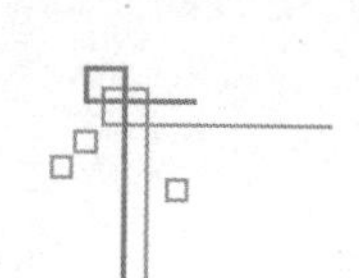

三是常动笔。王汝刚热爱写作，经常为《新民晚报》的《笑作坊》栏目供稿，写点明星趣事。如今，他已累计发稿数百篇。

“我在写作中抒发情感，表达思想；用作品传递真善美，传递欢乐。写作让我乐在其中。”王汝刚说，“写作动手又动脑，能延缓衰老，有益健康。”

四是要守时。王汝刚的生活很有规律，他说：“我对早上何时起床、晚上何时睡觉，以及每天哪个时段干什么事都有个大致安排。你想想，如果一个人过着昼夜颠倒的生活，还谈什么健康呢？”

五是欲望少。人不可能没有欲望。我们有七情六欲，也离不开柴米油盐，但是，一个人不能盲目地追求物质享受。

王汝刚说：“人到无求品自高。我主张一切随缘。”在生活中，王汝刚讲究“三不”：不给自己施加压力，不过分张扬，不自寻烦恼。

六是心态好。王汝刚说：“人比人，气煞人。有些人喜欢攀比，有横向比的，有纵向比的。在我看来，心态要摆正，没什么好比的。”

他说：“人在有了钱之后，不能只顾着自己享受，也要想到他人，要有一颗慈善之心。我很喜欢参加义演等慈善活动，承担起自己的社会责任。”

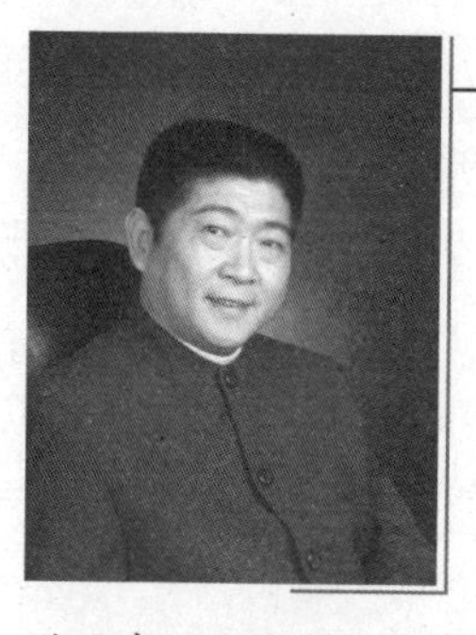

王汝刚简介：

王汝刚，1952年出生于上海，喜剧表演艺术家，中国曲艺家协会副主席、上海市文联副主席、上海曲艺家协会主席。他的滑稽戏和小品代表作有《头头是道》《爱心》《明媒争娶》《大红花轿》《王小毛》等。他凭借精湛的表演，获得了曲艺界的最高奖“中国曲艺牡丹奖·表演奖”，还曾荣获“星光奖”“白玉兰奖·主角奖”等多项大奖，拥有“德艺双馨文艺工作者”“上海十大笑星”等光荣称号。

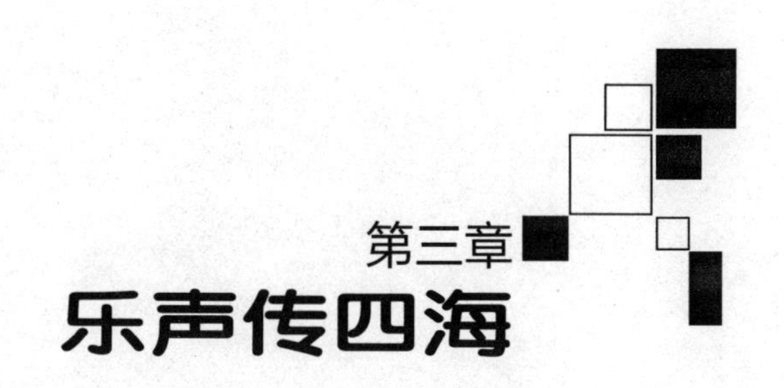

第三章

乐声传四海

声乐大师周小燕：

从小打坐、练功

“有人问我：您人生中最辉煌的时期是什么时候？我想告诉他：就是现在。我现在过得充实而踏实，晚年是我人生中最辉煌和幸福的时候。”

不少歌唱家都是长寿之人，我国著名歌唱家周小燕老师也不例外，她一直活到了99岁。

周小燕从来不服老，她将晚年视为人生最辉煌的时候。她每天都会打坐和练功，并且悉心教导学生。每次见到她，她都是一副乐呵呵的样子。

许多人都说：周小燕能如此长寿，源于她长年坚持体育锻炼。

这要追溯到周小燕的少年时代。周小燕的父亲是一位爱国银行家，从小要求子女“能文能武”，要有健康的身体。在周小燕11岁时，他请了一位武术高手和一位90多岁的老道士来传艺，教孩子们如何打坐与练功。聪颖好学的周小燕很快就学会了。

后来，由于一些变故，周小燕一度身体状态不佳。在缺医少药的情况下，她重新拾起少年时学过的招式进行练习，不久病痛便缓解了。

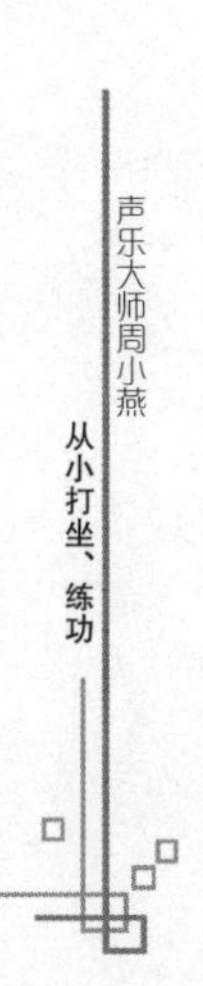

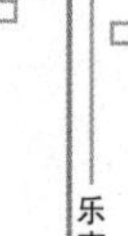

从此，她再也没有离开过打坐与练功。

周小燕说："打坐与练功，跟其他体育项目一样，能改善人的体质，增强人的抵抗力，有强身健体的功效。"

周小燕平时生活较有规律，定时睡觉，定时起床，睡眠情况良好。她在饮食上坚持荤素结合，粗粮、细粮搭配，而且每餐稍饱即止。平时坚持多喝水。

周小燕心态好，无论在顺境还是逆境中，都能保持平和的心境。前些年，她被上海市委、市政府树为"全市人民学习的榜样"，但她不骄不躁，在事业上仍锐意进取。

她说："工作是美好的，快乐的。看到自己培养的学子，为祖国争得了荣誉，我感到无比光荣和幸福！"

歌唱是周小燕的事业，更是她生活中不可缺少的一部分。她常说："从大的方面讲，我教唱歌是为国家培养音乐人才；从小的方面来讲，歌唱让人心情愉悦，身体康健。"

在周小燕看来，唱歌的好处有很多：老年人容易多思多虑，歌唱能使人心情舒畅，减少孤独感，有助于老年人的心理健康；唱歌要记住歌词，这可以锻炼人的记忆力，减缓大脑的衰老过程；唱歌，特别是唱美声时，讲究气息的运用，一呼一吸，不仅能锻炼人的心肺功能，还能活动面部肌肉，起到一定的美容作用。

周小燕为人风趣幽默，这也是她的长寿秘诀之一。凡是接触过周小燕的人，都说她特别开朗乐观，在她身上，有一种朝气，一种幽默感，一种童真。

在周小燕86岁那年，她半夜起身，头一晕，摔倒了。知道这个消息后，学校领导马上去医院看望她，问长问短的。

周小燕却不慌不忙地说："你放心好了，我这次摔倒，真的东西一样都没有摔坏，只有一样假的东西摔坏了——那就是假牙！"大家不由得哈哈大笑起来。

还有一次，周小燕的学生、旅美歌唱家李秀英回上海音乐学院举办独唱音乐会，演出后她与昔日同窗一起到周小燕家，探望恩师。周小燕捏了捏李秀英的手臂，夸道："嗯，长结实了。"李秀英回答说："是呀，到处去演出，这都是拎箱子拎出来的。"

这时候，周小燕挽起衣袖，把手臂弯起来，像个健美运动员似的说道："看看我的肌肉，结实不结实？"逗得李秀英笑弯了腰。周小燕又说："咱们比试一下，掰手腕，看谁的力气大。"于是这一老一少还真的掰起了手腕。

过了一会儿，周小燕又推出了沙发，说道："这沙发每天都被我推来推去。秀英，你试试。你还不一定能推得动呢。"

周小燕就是这样，保持着一颗童心，从不觉得自己老了，也从不服老。

其实，多年来，周小燕的身体状况时好时坏。面对疾病，周小燕始终坚持两点：一是毫不畏惧，二是认真对待。

1999年春节前夕，在周小燕第一次中风时，家人请来名医为她针灸。那次，周小燕从头到脚都扎满了针，连舌头上也被扎了针，她开玩笑说自己像只刺猬。经过治疗，周小燕痊愈了。她高兴得像个孩子，欢呼道："我又能穿高跟鞋了，又能弹钢琴和教学生了！"

看来，乐观的心态真是一剂良药。

周小燕简介：

周小燕，1917年出生于武汉，我国著名花腔女高音歌唱家，声乐教育家，先后荣获了中国音乐艺术最高荣誉奖"金钟奖"和"华鼎奖·华人音乐终身成就奖"等大奖，有"东方夜莺"的美称。在上海音乐学院从事声乐教育后，她培养了一批享誉海内外的优秀歌唱家，如张建一、廖昌永、魏松、李秀英、高曼华等，为中国声乐艺术的发展作出了卓越的贡献。

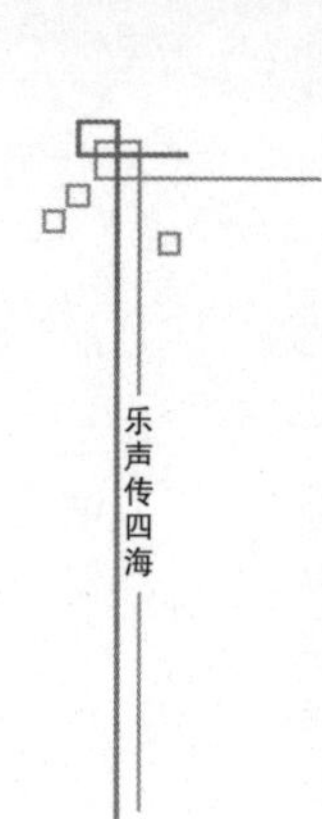

歌唱家郭兰英：
按摩穴位保健康

“中医是中华民族的瑰宝。普通人应该增强自我保健意识，多了解一些中医知识。比如，我们可以通过按摩穴位来预防疾病，减轻病痛。”

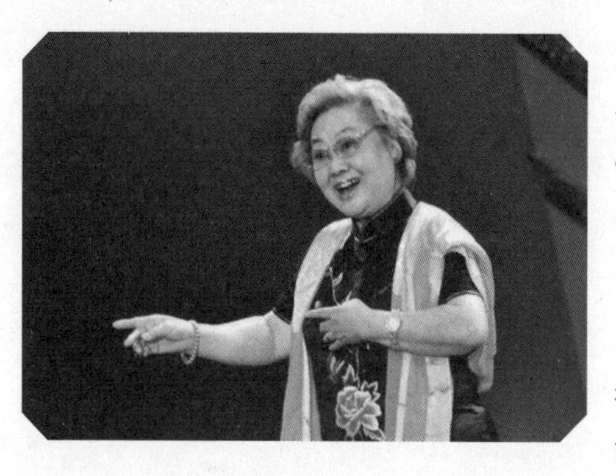

一条大河波浪宽，风吹稻花香两岸。我家就在岸上住，听惯了艄公的号子，看惯了船上的白帆……

在2016年的中国中央电视台春节联欢晚会上，著名女高音歌唱家郭兰英老师，以一曲《我的祖国》震撼全场。虽然已经87岁高龄，但她依然精神饱满，神采奕奕。

人们不禁感到好奇：她有什么独特的养生方法吗？

原来，我们这位蜚声海内外的歌唱家是一位中医爱好者，平时十分关注中医保健知识。不久前，笔者的一位朋友拜访郭兰英，当得知她对中医知识颇有了解时，便打算考考她。

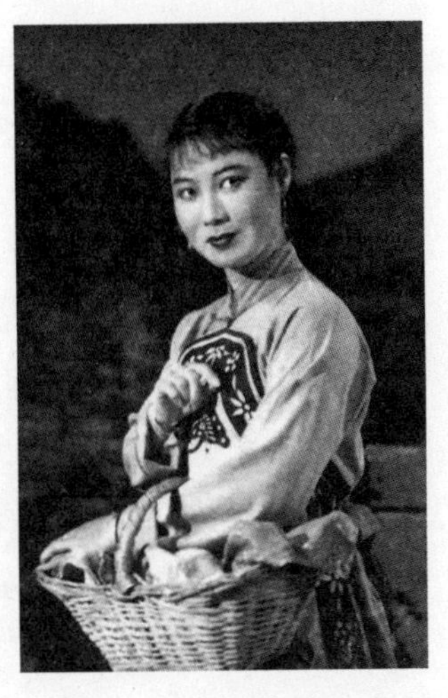

年轻时的郭兰英

“失眠应该按摩哪个穴位？”

“三阴交穴与神门穴。”

“按摩哪个穴位可以降血压？”

“曲池穴、百会穴、太冲穴和太溪穴。”

“按摩足三里有什么好处？”

“这可是一个重要的保健穴位，常拍打与按摩足三里，可以辅助治疗胃肠道疾病、高血压等多种疾病。”

没想到，郭兰英对答如流，一连几个问题都难不倒她。郭兰英说：“中医是中华民族的瑰宝。多年来，我坚持按摩一些有保健作用的穴位，真是受益匪浅！”

在饮食上，郭兰英喜欢吃家常菜，她说：“现在大家的生活条件好了，有些人三天两头往饭店跑，我不鼓励这么做。要知道饭店做出来的菜，大部分都重盐、重油、重糖，吃多了实在不利于人们的健康，偶尔去几次就可以了。平常还是在家里吃饭最好，既卫生又清淡。”

郭兰英还有两个跟吃有关的养生小窍门：常饮醋，常喝茶。

每次吃饭时，郭兰英都会拿出一只小碗，往里面倒上一些老陈醋。她说：“醋是个好东西，不仅可以杀菌，还能增进食欲，帮助消化。常吃醋对身体有好处，我每天都要蘸着醋吃菜，或是喝上几口山西老陈醋。”

郭兰英喜欢喝茶。无论是绿茶、红茶，还是花茶，她都爱喝。她介绍道：“我认为，茶是最适合中老年人的饮料。比如，绿茶中的茶多酚具有抗氧化作用，多喝绿茶不仅可以减肥、抗衰老，还能辅助抗肿瘤，好处很多。”

郭兰英喜欢运动，她说：“如果把人的健康比喻成大厦，运动就是健康大厦的地基。”郭兰英从小学戏、习武。30多岁时，她还曾拜一位武术名家为师，因而对打拳、舞剑等样样精通。长期的锻炼，帮她打下了较好的身体基础。

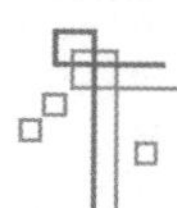

退休后，郭兰英除了经常练功之外，还与社区的姐妹们一起扭秧歌。她说："老年人选择运动项目，要因人而异，要结合自身条件来选择，不能勉强自己。"

郭兰英建议："在实际锻炼中，老年人要注意三点：一是不要太激烈，俗话说，宜小劳而防大疲；二是时间不要太长，以半小时为宜，或者微微出汗就行了；三是要持之以恒，不能三天打鱼两天晒网。"

虽已87岁高龄，但郭兰英依然有一颗追逐时尚的心。外出时，她总是打扮得漂漂亮亮的，让人眼前一亮。有时候，她还会穿着时髦的服饰，在舞台上跟年轻人一起唱歌跳舞。

谈起自己的"老来俏"，郭兰英说："人老了更应该注意自己的仪表，打扮得当能让人看上去年轻10岁，甚至20岁。看着自己变年轻了，不仅能让我们心里美滋滋的，还能生出一种自豪感呢。在我看来，'老来俏'是生机与活力的表现。"

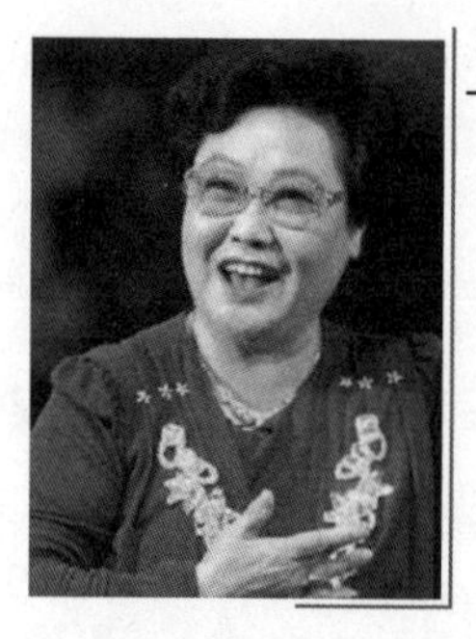

郭兰英简介：

郭兰英，1929年出生于山西平遥，著名女高音歌唱家，晋剧表演艺术家。她演唱的歌曲《南泥湾》《我的祖国》《山丹丹开花红艳艳》等，都是老百姓耳熟能详的经典之作。她主演的新歌剧《白毛女》《小二黑结婚》等，创造了喜儿、小芹等一系列生动的艺术形象。她先后荣获"中国音乐金钟奖·终身成就奖""中国歌剧表演艺术·终身成就奖"等大奖，并与张艺谋、冯小刚、侯宝林等一起，被评为"新中国60年文艺界十大影响力人物"。

歌唱家李光羲：
坚持游泳身体好

“人总是要老的，但运动可以延缓衰老。”

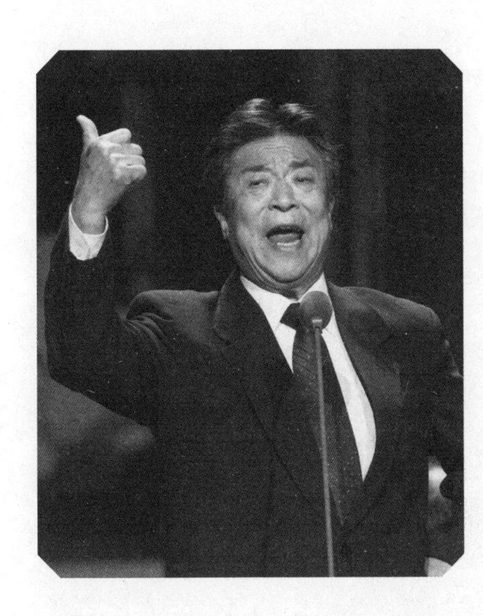

在2015年中国中央电视台春节联欢晚会的开场节目《四世同堂合家欢》中，人们又一次看到了著名男高音歌唱家李光羲老师的身影。他慷慨激昂的歌声和热情奔放的表演赢得了台下观众的一片掌声。

回到后台，当人们得知他已86岁高龄，身体还如此挺拔，步履还如此稳健时，不由得跷起大拇指，赞道：“老爷子身体真棒！”

李光羲出生于天津的一个普通职员家庭。17岁时，他接过父亲的班，当了一名小职员，担起了养家的重任。李光羲没有进过音乐学院，但他有着非凡的音乐天分。李光羲天生一副好嗓子，他热爱唱歌，经常利用业余时间为工人们放声高歌，还经常参加各种表演。非凡的天赋加上后天的努力，让他渐渐有了名气。

1953年，李光羲成功考入中央歌剧院，并因在中国第一部古典歌剧《茶花女》中扮演男主角而一举成名。改革开放后，李光羲以一曲《祝酒歌》红遍大江南北。“美酒飘香啊歌声飞，朋友啊请你干一杯，请你干一杯……”这熟悉的歌声深深地印在了亿万民众的心中。

退休后，李光羲依然精力充沛，工作起来生龙活虎的。这都要归功于他60多年来一直坚持的一项运动——游泳。

“10岁的时候，我就经常跟大孩子们一起，偷偷跑到天津南郊的水塘里练游泳。那时候也没人教我，我就自己在那儿胡乱地扑腾，没想到竟然学会了。”李光羲回忆道，“后来，我一直坚持游泳。即使是在干校种水稻的时候，我也会在劳动完之后，穿着大裤衩，跳进稻田边的小河里畅游一番。”

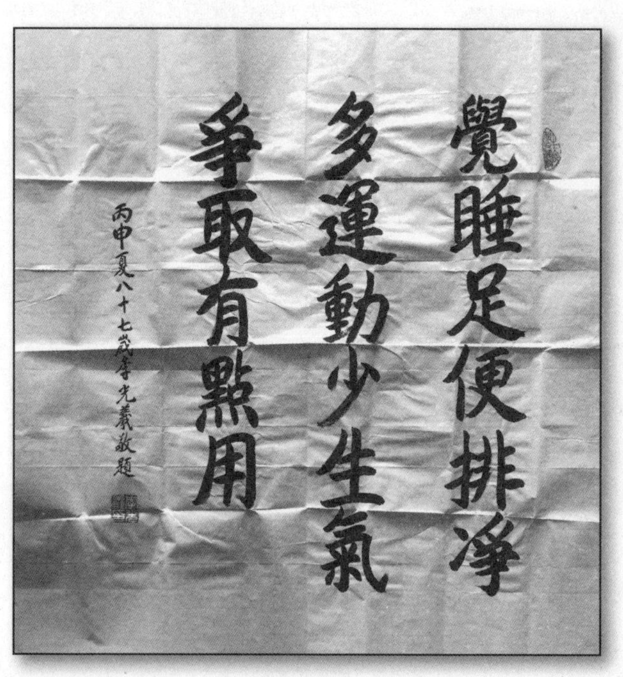

覺睡足便排淨
多運動少生氣
爭取有點用
丙申夏八十七歲李光羲敬題
李光羲题词

游泳让李光羲有了一副好身板。2009年，东方卫视邀请80岁的李光羲参加一档明星舞蹈竞技节目——《舞林大会》。李光羲收到邀请后，一口就答应了。他的家人和朋友听说后，纷纷劝他：“别参加了。你已经不年轻了，还能跳舞吗？摔一跤可不得了！”李光羲自信地说："不碍事。我一直坚持游泳，身体底子好着呢！"最终，他以潇洒的舞姿赢得了满场喝彩，也获得了"特别贡献奖"的荣誉。

除了坚持锻炼，生活中，李光羲还会留心学习别人的养生妙招。有一次，他看见一位朋友坐在那儿，手脚并用地打拍子，就问朋友："你这是在干吗？"朋友介绍说："在打拍子，不过，我双手双脚打的是四种节奏不同的拍子。这样既能锻炼大脑的反应能力，又能训练手脚的协调能力，可谓一举两得。"李光羲听了觉得很有道理，自己也照着做，坚持一段时间后，果然感到很有效果。

为了保护嗓子，李光羲不抽烟，也不喝酒。在饮食上，他常吃蔬菜、水果。他还特别喜欢吃豆腐、豆浆等豆制品。

另外，李光羲很重视睡眠，每天都要睡足8小时。

人生之路不会一帆风顺，李光羲也一样。他曾在40多岁时，突然患上了严重的喉肌弱症。当得知自己不能再唱歌时，李光羲忍不住哭了，他不甘心就这样离开心爱的舞台。

李光羲没有放弃，在夫人的鼓励下，他坚持每天进行40分钟的康复训练。经过6年多坚持不懈的努力，他感觉呼吸越来越顺畅了。终于，他战胜了疾病，重返舞台。

从此，李光羲特别重视保健。"如果没有好的体魄，就无法继续从事自己喜爱的歌唱事业，我不甘心。"李光羲说，"面对疾病，要有信心和耐心，不要焦虑。只要采取科学有效的方法，积极应对，就一定能取得良好的效果。"

和睦的家庭是健康的保障。李光羲常说："我的家庭中充满欢声笑语。和谐而温馨的家庭生活，为我的健康出了一份力。"

李光羲和夫人王紫薇是一对模范夫妻。1953年的国庆节，李光羲在合唱队排练节目时，第一次见到了王紫薇。李光羲对她一见倾心，觉得自己一定得娶她。1958年，两人结为伉俪。从此，他们互敬互爱，相濡以沫，携手走过了58年的人生旅程。

有人问李光羲："面对鲜花和掌声，您感觉一生中最得意的是什么

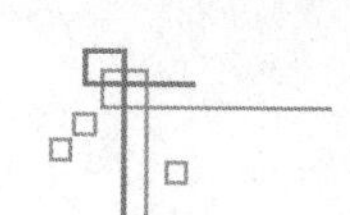

呢？”

他不假思索地答道：“一是找到了最喜欢做的事当职业，二是找到了最爱的人当妻子。”在李光羲的心目中，自己的妻子始终是世界上最美的、最有魅力的女性。

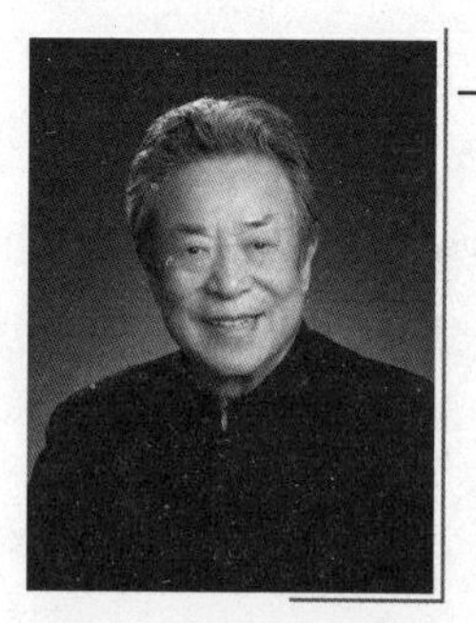

李光羲简介：

李光羲，1929年出生于天津，著名男高音歌唱家。从艺数十年来，演出过上百首深受大众欢迎的歌曲，如《祝酒歌》《太阳出来喜洋洋》等。获得过“中国金唱片奖”“文化部演出评比一等奖”“建国四十年优秀歌曲首唱奖”等大奖，并享有国务院颁发的“有突出贡献的优秀专家”称号。

歌唱家胡宝善：
养生先养心

“退休之后，人往往会感到失落和沮丧。其实，换一种活法，就能给我们带来快乐和幸福。”

养花种草，养鸟淘宝，写写书法，外出旅游……著名歌唱家胡宝善老师将退休后的生活过得丰富多彩，有滋有味。朋友们都说：“退休后，他仿佛进入了一个新天地。”

胡宝善出生在一个中医家庭。他的父亲不仅医术高明，兴趣爱好也很广泛，喜欢传统书画和西洋音乐。母亲虽然是家庭主妇，但嗓子特别好，很会唱歌。在艺术氛围的熏陶下，胡宝善和哥哥胡松华都成了著名歌唱家。

早年，胡宝善在解放军艺术学院任教时，桃李满天下，他的学生中出了不少有才华的歌唱家。20世纪70年代，他作为中国人民解放军海军政治部歌舞团的男中音歌唱家，以自己创作的一曲《我爱这蓝色的海洋》而红遍大江南北。

在胡宝善看来，中老年人在退休之后，最好选择一两项兴趣爱好，投身其中，乐在其中。

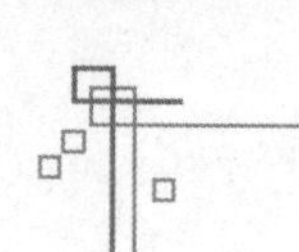

胡宝善喜欢收藏。他一有空就会去逛一逛北京有名的古玩市场——潘家园，淘淘宝。每当看到造型别致、古色古香的木雕、根雕等工艺品，他总会忍不住买回家。

他的夫人王亦满笑着说："我老伴特别喜欢这些，我们家满屋子都是他的宝贝。他在家的时候，不是摆弄这个，就是摆弄那个。"

胡宝善介绍道："收藏这种爱好融知识性、鉴赏性和趣味性于一体，给我的生活带来了很多乐趣。"

胡宝善还养了一只鹩哥儿。这只小鸟很灵巧，不仅会说"你好""恭喜发财""你长得漂亮"等好听话，还会背唐诗。"这只小鸟给我们带来了不少欢笑，它可通人性呢。"胡宝善说，"有时候对着它，我会觉得又好气又好笑。"

谈到养生的话题时，胡宝善说："养生先养心，养心先养德。"在他看来，帮助他人不仅可以净化自己的心灵，还能让人感受到真正的快乐。

退休后，胡宝善担起了音乐传艺、培养歌唱家的重任。他特别照顾那些下岗家庭和低收入家庭的孩子，不仅免收他们的学费，还管吃管喝。他经常请妻子给瘦弱的孩子们做些好吃的，增加营养。他说："这些孩子中不少人都很有演唱天赋。然而，我们不仅要教他们演唱的技巧，还要教会他们怎样做人，怎样做个善良而有道德的人。"

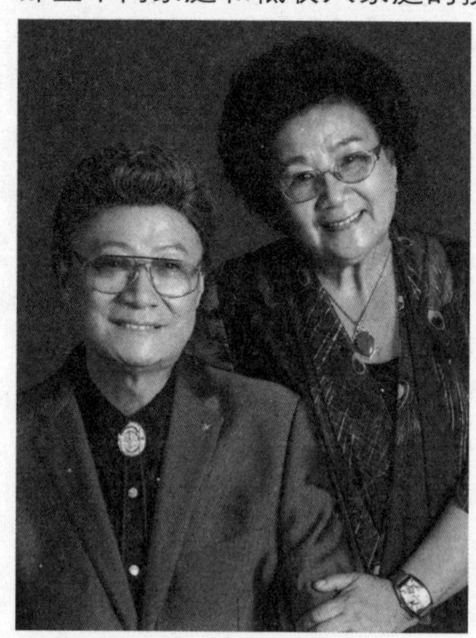

胡宝善和夫人王亦满

胡宝善的家是一个名副其实的"明星之家"。他的夫人王亦满原是中国人民解放军空军政治部文工团的话剧演员，他的儿子则是著名影星胡军。他们一家人相亲相爱，日子过得幸福而美满。特别是胡宝善和夫人，两人一直互相扶持，恩爱有加。

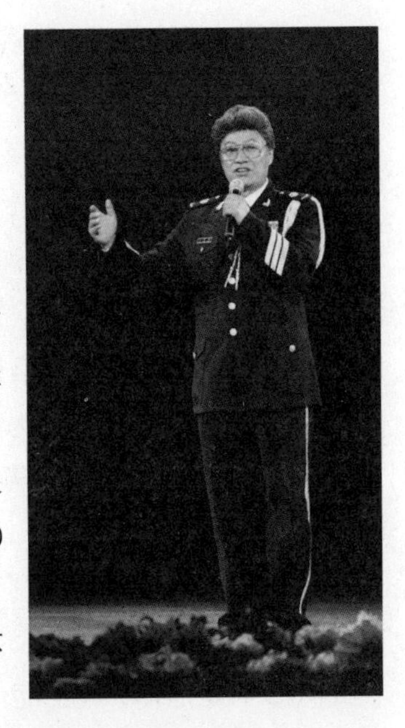

外人或许不知道，精神矍铄的胡宝善已经有38年的糖尿病史了。

“他是累出来的糖尿病。年轻的时候，他经常要下部队演出，有时候一天就要演六七场，每天工作十几个小时。”王亦满回忆道，“其实，40岁出头的时候他就已经有糖尿病了，但我们那时候没有意识到。直到45岁，体检要验血糖了，他才被查出来患了严重的糖尿病——血糖是正常人的10倍。”

胡宝善说：“那时候我什么都不懂，不知道是生病了，就是觉得饿，饭量特别大，还特别容易口渴，能连喝两大茶缸水，奶油冰棍一次要连吃五根。正是不良的饮食习惯加重了我的病情。”

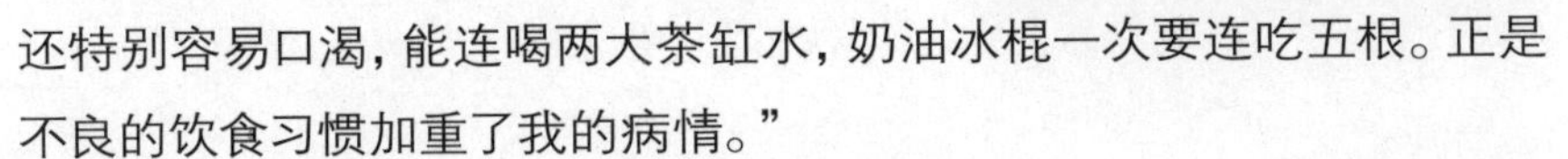

确诊为糖尿病后，胡宝善十分沮丧，他开始四处寻求治病的“偏方”，但这些“偏方”并没有缓解他的病情。

“比如，我听说吃猪苦胆可以治疗糖尿病，就一天一个，吃了12天，可是一点效果都没有。”胡宝善说，“现在我就是想用自己的亲身经历告诉糖尿病患者，千万不要相信什么‘偏方’，要科学地对抗疾病。”

在胡宝善患病后，王亦满对他更是关怀备至。她想：该如何帮助丈夫对抗糖尿病呢？当然要先掌握相关的知识。为人干练的王亦满立马骑上自行车，从海军大院来到北京王府井的新华书店，买了很多关于糖尿病的书籍，全面了解相关知识。

王亦满参考各种资料，为丈夫制订了科学的食谱，每顿饭都按照特定要求做成“胡老师专用餐”。比如，她最拿手的一道菜就是“羊肉氽面”。

“除了瘦的羊肉片和荞麦面，我还会加上黄花菜、黑木耳、香菇、洋葱等适合糖尿病患者吃的食材。好吃又健康。”王亦满介绍道，“胡老师每顿饭该吃多少肉、多少菜、多少面，都是我算好了的。这些都要控制好。”

每逢中秋节，为了让丈夫也享受到节日的欢愉，王亦满还会亲手制作适合糖尿病患者吃的“手工月饼”。30多年来，在夫人无微不至的体贴和关怀下，胡宝善的病情一直控制得比较理想。

胡宝善说：“现在不少老年人都患有一两种慢性疾病。不用担心，关键是要控制好，稳定住病情，不让其朝坏的方向发展。这个主动权掌握在我们自己的手中。”

胡宝善和夫人育有二女一子，他们皆事业有成。一谈起他们，胡宝善就会流露出自豪的神色，他说道：“作为家长，我们都会寄希望于自己的子女，爱他们，盼着他们成才。相应的，他们也会带给我们无穷的惊喜与欢乐。在我看来，子女的爱可以为老人的长寿助力。”

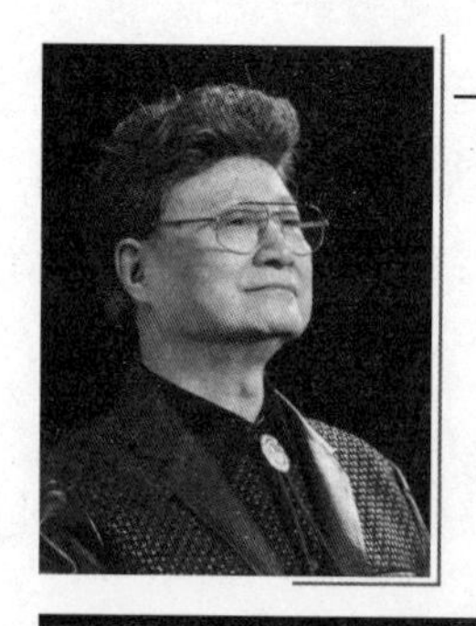

胡宝善简介：

胡宝善，1935年出生于北京，我国著名男中音歌唱家。15岁参军，并一直参加部队文艺工作至今，深受社会各界观众的喜爱。他的代表作为《我爱这蓝色的海洋》。

词坛泰斗乔羽：

放下功利心

“养生很重要，切莫等闲视之！”

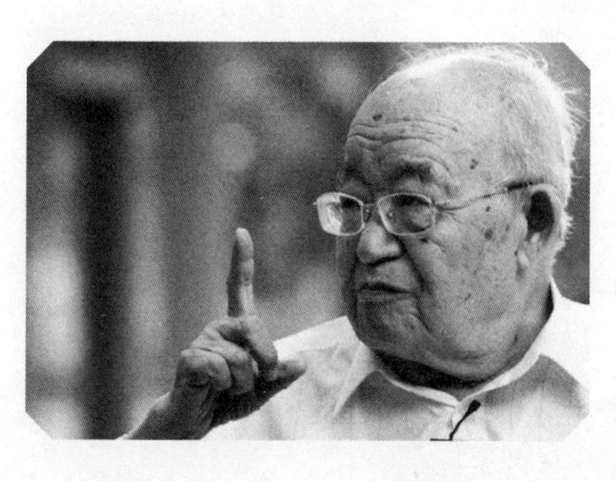

让我们荡起双桨，

小船儿推开波浪。

海面倒映着美丽的白塔，

四周环绕着绿树红墙……

多么美妙的歌词，多么动听的旋律！这首《让我们荡起双桨》是许多人的童年回忆，它横跨半个多世纪，唱出了几代中国小朋友的心声。

这首歌的词作者是乔羽先生。他和《小城故事》《甜蜜蜜》等歌曲的词作者庄奴，以及《上海滩》《沧海一声笑》等歌曲的词作者黄沾一起，被称为“词坛三杰”。

乔羽是名副其实的词坛泰斗，但他笑对名利，并不看重种种称号，反而喜欢人们称呼他“乔老爷”——来自于电影《乔老爷上轿》中充满喜剧色彩的人物“乔老爷”。

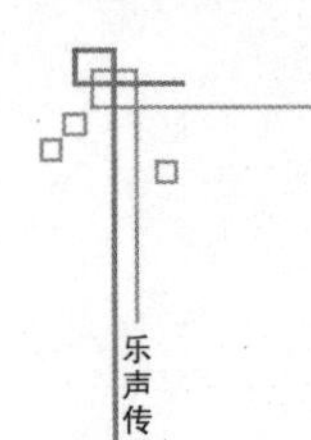

如今，年近九旬的乔羽依然身体硬朗，神采奕奕。他是如何养生的呢?

谈到养生，乔羽说：“谁不想保护好自己的身体? 在职的人，保护好自己的身体，可以发挥更多能量，为国家为社会多做些事情；退休的人，保护好自己的身体，可以延年益寿，安度晚年。养生很重要，切莫等闲视之! ”

在乔羽看来，良好的心态是健康的保障。正如他在歌曲《夕阳红》中所写的那样：

最美不过夕阳红，温馨又从容。

夕阳是晚开的花，夕阳是陈年的酒。

他认为老年人要开朗乐观，不能总是悲叹“我老了，不行了，活不了几年了”；也不赞成老年人为了健康，老是琢磨着“今天不能吃这个，明天不能吃那个”，处处小心翼翼。

乔羽说：“该怎样生活就怎样生活，在大原则上把握好就行了。”

乔羽是一个经历过大风大浪的人，自然有一颗豁达而坦荡的心。在生活不顺利的时候，他能把干累活苦活当成是修炼；在功成名就的时候，他也能淡泊名利，知足常乐。

百年心事归平淡，回忆过往，乔羽感叹道：“生活不会亏待谁，也不会特别眷顾谁。今天吃了一斤糖，没准儿明天就有一斤黄连等着你吞。到最后，我们会发现，各种滋味抵消得干干净净，眼前只剩下一碗白开水。”

“不为时尚所惑，不为积习所蔽，不为浮名所累。”乔羽说，“人要学会放下功利心，因为善良的人比邪恶的人更快乐，有事业心的人比无所事事的人更快乐，心胸开阔的人比斤斤计较的人更快乐。”

退休后，乔羽不仅仍在继续他的歌词创作事业，还热衷于参加一些社会公益活动。乔羽说：“无论是离休干部，还是普通的退休职工，都应该在力所能及的范围内，为社会做点事情。这是我们的责任和使命。从养生的角度来说，参与公益事业也可以帮助我们老年人排解孤独与烦恼，愉悦身心，让身体更健康。”

乔羽把一天的时间划分为两段：上午是创作时间，闭门谢客，也不接任何电话；下午是自由活动时间，或找朋友聊聊天，或出门散散步。

乔羽很喜欢散步，并以此健身。“我有时会漫无目的地在街上转转，有时会出门买点东西或办个事情。总之，每天都要出去走一走。”乔羽说，“一天不这样走走，我就会感到不舒服。到外面走走，既观景又看人，还能呼吸新鲜空气，真是舒心又养生。”

乔羽还钟情于垂钓。他说：“有水有鱼的地方大都环境好，而好的环境能给人好心情。久居闹市的人，只要到郊外走一走，转一转，在水塘边甩上几竿，撒上几网，就能觉得生活充满了乐趣。这对老年人的身体健康大有裨益。”

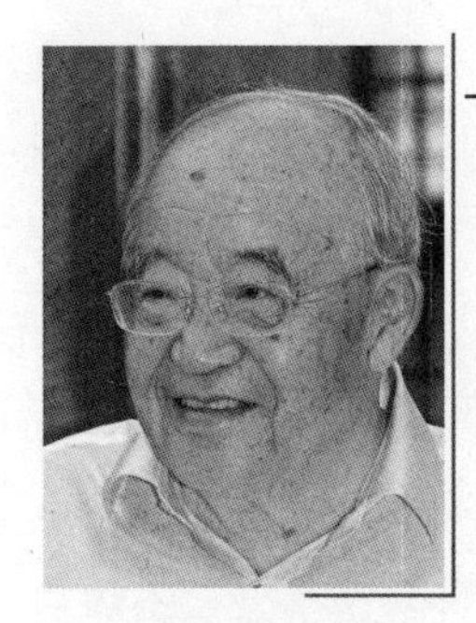

乔羽简介：

乔羽，1927年出生于山东济宁，著名词作家，北京大学歌剧研究院名誉院长。他填词的歌曲，如《让我们荡起双桨》《难忘今宵》《爱我中华》《我的祖国》《人说山西好风光》《牡丹之歌》《说聊斋》等，皆深入人心，经久不衰。他参加了电影剧本《刘三姐》的创作，并承担了音乐舞蹈史诗《东方红》部分诗词的撰写工作，为中国音乐创作事业作出了巨大的贡献。

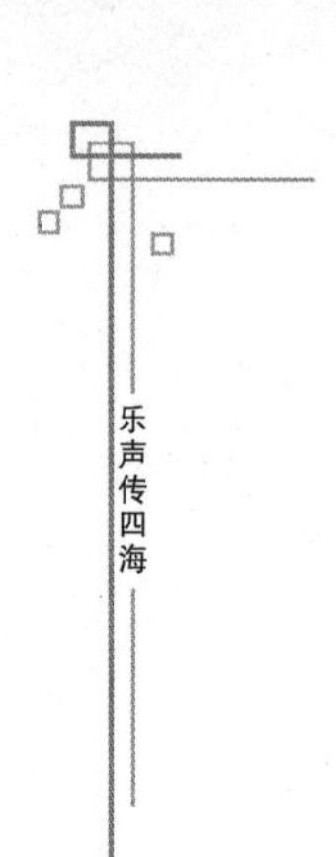

创作大师阎肃：
“五谷杂粮”能养人

“我乐于在生活中扮演一个能给别人和自己都带来快乐的角色。”

你挑着担，我牵着马。
迎来日出，送走晚霞。
踏平坎坷成大道，
斗罢艰险又出发，又出发。
……
敢问路在何方？
路在脚下。

电视剧《西游记》的主题曲《敢问路在何方》在中国可谓是家喻户晓，只要熟悉的旋律一响起，很多人都会跟着音乐唱起来。这首歌的词作者正是我国著名文学家、剧作家、词作家阎肃老师。

阎肃是中国词坛的“不老松”。他在年过耄耋之时，依然思维清晰，声音洪亮，时而为热爱音乐创作的年轻人上课，时而担任文艺节目的评委。他常说：“在我看来，写歌是为人民服务。我们那一辈的人，从不讲报酬，支持我们创作的是敬业精神与奉献精神。我希望能将这些好传统传下去，影响一代又一代的年轻人。”

在朋友的回忆中，阎肃一点也不像老年人，他的身上一直散发着新时代的气息。他紧跟时代潮流，能熟练地使用手机和电脑，不仅给朋友回短信特别快，还会上网看节目。他经常说一些流行的新词，听一些年轻人喜欢的歌曲。比如，他十分爱听李宇春的歌。

生活中的阎肃是一个快乐的人，在他身上发生过不少趣事。

有一次，在某个活动的现场，有一位观众指着阎肃对她的儿子说："看，那是阎肃！”

孩子太小了，听不明白，就问妈妈："阎肃是什么东西？”

这句话正好被阎肃听见了，他马上笑道："阎肃他不是东西，他就是我呀！”

人们听了都跟着笑起来。

阎肃就是如此风趣幽默而富有智慧，用一句简单的话就能化尴尬为欢乐。

很多人可能并不知道，阎肃原来并不叫“阎肃”，而叫“阎志扬”。他生性活泼，爱开玩笑，因此，有人批评他不严肃。阎肃不服气，索性改名为“阎肃”。

虽然在阎肃看来，人应该活得随性一些，但该严肃的时候，他还是很严肃的。

有一次，阎肃回自己的母校——重庆南开中学参加活动。当校长上台发言的时候，原本坐着的他忽然站了起来。校长看见了，赶忙请他坐下。阎肃却坚持要站着听校长讲话，以示对母校和老师的尊敬。

在他的感召下，台下坐着的学生也纷纷站了起来，并以热烈的掌声向阎肃这位老校友致敬。

曾经，有人问阎肃："您为什么能创作出这么多的好歌词？”

阎肃笑答："读万卷书，行万里路。在创作上，我没有别的窍门，就这八个字。”

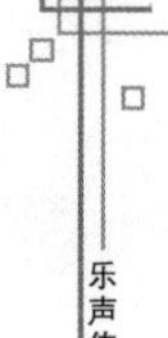

阎肃常说："五谷杂粮能养人。"这句话有两层意思：一是字面的意思，是说多吃五谷杂粮对身体有好处；二是说人要多看书，多出门长见识，五花八门的知识和见闻能滋养人的心灵。

阎肃的家中有万余册藏书。书的种类很杂，从剧本到社科读物，什么都有。每有闲暇，他便手不释卷，畅游书海。因此，不少人说他是学问的"杂货铺"。

除了读书，阎肃还会刻意去记一些书中的内容。比如，他在看《水浒传》的时候，会去背里面一百单八将的名字和诨名，还经常让朋友考自己。当然，每次他都能对答如流，让众友人十分佩服。

阎肃说："我这么做不仅是为了好玩，还是为了锻炼自己的记忆力。人要多动脑子，大脑越用越灵活。"

由于平时工作比较忙，阎肃没办法每天都腾出一大段时间来运动。于是他巧妙地"化整为零"，将锻炼融入日常生活之中。

走路的时候，他会刻意地伸直腰板，抬头挺胸，舒展筋骨。

看电视的时候，他不会一直坐在沙发上，而是隔一会就换坐在椅子上，背靠着椅背，双手交叉放在椅背后面，挺胸收腹，深呼吸数次，以此锻炼身体。

劳累的时候，他会平躺在床上，手放在身体两侧，然后将一条腿伸直，抬高，再放下。"如此左右腿各抬10次，就能感到头脑清醒，一身轻松了。"阎肃介绍道，"这些方法我坚持十几年了，效果很好。"

阎肃简介：

阎肃，1930年出生于河北，我国著名文学家、剧作家和词作家，中国人民解放军空军政治部歌舞团编导室一级编剧，专业技术一级，文职特级。他的代表作，如歌剧《江姐》和歌曲《我爱祖国的蓝天》《雾里看花》《敢问路在何方》《说唱脸谱》等，深受大众喜爱，为亿万群众所传唱。

女作曲家黄准：

莫道桑榆晚，为霞尚满天

“晚年是人生的金秋。我的晚年生活过得很有价值，我感到很幸福。”

我国著名女作曲家黄准已经90岁了，但她依然精神矍铄，思维敏锐，谈吐优雅，气质高华。在她眼中，晚年是人生的金秋，正如唐代大诗人刘禹锡在诗中所写的那样：“莫道桑榆晚，为霞尚满天。”

黄准说：“人老了之后，难免因身体状况变差而产生悲观的情绪，但换个角度想一想，老年人也有很多值得骄傲的地方：历经荣辱浮沉，对社会有了更透彻的认识；目睹众生百态，对人生有了更深刻的感悟。我们老年人也可以奋进不息，将晚年生活过得多姿多彩。”

外人或许看不出来，黄准其实是一位糖尿病患者，患病已有30多年了。正是乐观的心态，让她一路坚持下来，控制好病情，获得了长寿。

30多年前，黄准去外地工作时，忽然感到身体不适，检查后发现自己患了糖尿病。刚开始时，她对这种疾病并不了解，也未采取应对措施。于是血糖持续升高，病情一度变得很严重。

后来，通过积极就诊，加上阅读相关科普书籍，黄准渐渐了解了什

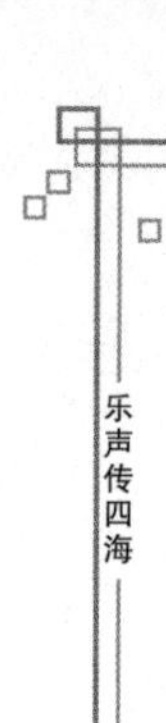

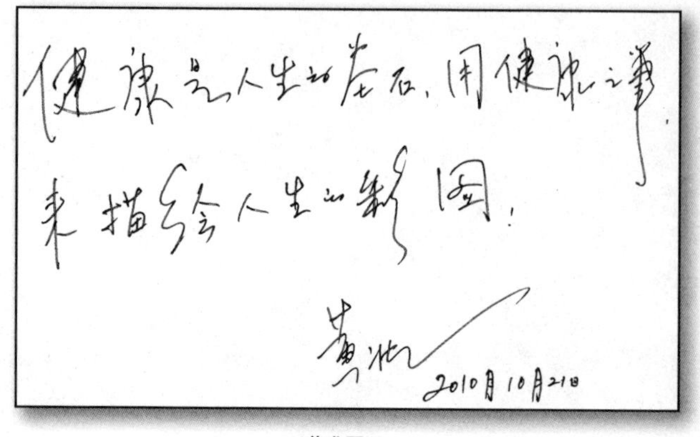

黄准题词

么是糖尿病，以及该如何配合治疗。她将自己对抗糖尿病的心得归结为以下五条。

一是保持良好的心态。在生活上，遇到不开心的事时，不要去钻牛角尖。凡事要想得开，放得下。在工作中，遇到困难或挫折时，不要觉得失落，要保持积极乐观的心境。

二是谨遵医嘱，按时服药。即便到外地出差，黄准也会把药带在身边，不忘吃药。

三是合理饮食。黄准长期按照糖尿病患者的伙食标准，控制好食量，合理饮食。她平时不吸烟，不饮酒，喜欢吃豆制品等素食，很少吃荤菜。

四是坚持体育锻炼。黄准规定自己每天都要做半小时的健身操，通过转颈、伸臂、转腰、压腿等各种动作，活动全身。她还有个习惯，出门能走路就不坐车。平时在家坐久了，也会站起来活动一下。

五是生活有规律。每天按时睡觉，按时起床。每个时段该干什么就干什么。

“糖尿病本身并不可怕，可怕的是并发症。因此，我们一定要控制住病情，不让它朝坏的方向发展。”黄准介绍道，“只要心态乐观，应对得当，我们糖尿病患者也可以实现长寿。你们看，我就是一个很好的例子。”

谈到养生，黄准说：“老年人最好的养生方法就是干一些自己感兴趣的事。”比如，除了作曲之外，写作也是黄准所爱。

黄准的人生充满了传奇色彩。12岁时，她因参加抗日示威游行而被捕。后来，她被地下党营救出狱，并奔赴延安，成为鲁迅艺术学院里年龄最小的一位学员。

黄准一开始学的是戏剧，后来拜著名音乐家冼星海先生为师，学习作曲。她先后在东北电影制片厂和上海电影制片厂工作过，为50多部电影和200多部（集）电视剧谱写过音乐作品。

其中，最著名的当属她为芭蕾舞剧《红色娘子军》创作的插曲《娘子军连歌》：

向前进，向前进！

战士的责任重，妇女的冤仇深。

古有花木兰替父去从军，今有娘子军扛枪为人民……

这慷慨激昂、深沉有力的旋律，刻在了一代又一代中国人的心中。

黄准说："我的生活经历很丰富，我想把这些都写出来，给当今的年轻人看一看，让他们也能了解我们那一代人的生活和情感。"

于是，黄准每天写作几千字，经过3年努力，终于完成了20余万字的纪实作品《向前进，向前进！——我的自传》。

黄准感叹道："回顾往事，收集材料，补充采访……忙忙碌碌的写作工作使我忘记了疾病，完全沉浸在一种前所未有的兴奋之中。写作，给我的晚年生活带来了欢乐和激情。"

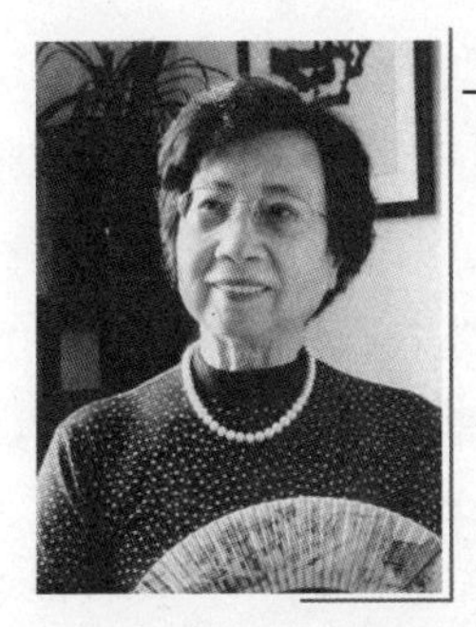

黄准简介：

黄准，1926年出生于浙江黄岩，她是新中国第一位进行电影音乐创作的女作曲家，曾为《红色娘子军》《青春万岁》《女篮五号》《舞台姐妹》《牧马人》《蹉跎岁月》等众多脍炙人口的影视作品作曲，荣获"当代中国电影音乐终身成就奖""中国音乐金钟奖终身成就奖"等大奖。

“《梁祝》之父”何占豪：仁者寿

“人生的道路上，有惊涛骇浪，也有鲜花桂冠。我们要始终保持心态平和，得志时不猖狂，失意时不颓废。”

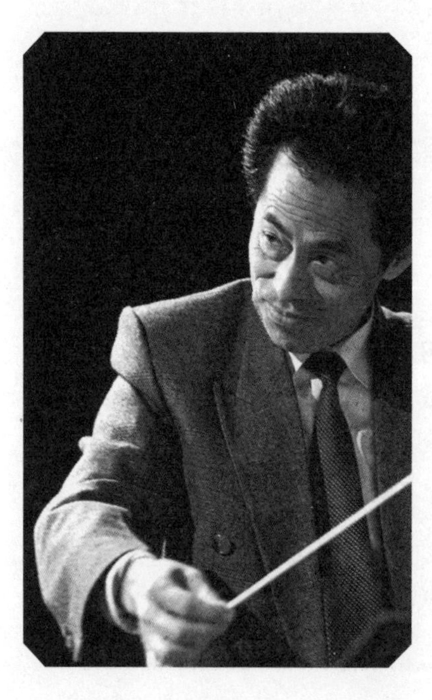

我国著名作曲家何占豪老师已经83岁了，但他依然身板硬朗，耳聪目明。

何占豪的家就在上海音乐学院附近，他平时步行上班，十几分钟就能走过去。工作之余，他多数是“宅”在家中，看看书，听听音乐，在电脑上作作曲。

谈起自己的养生之道，何占豪坦言：“主要是我的心态比较好。我觉得人活得开心最重要，心情好，胜过吃百帖补药。”

“心悦而身健。而今我的生活中

有许多值得开心的事，比如，新歌、新剧层出不穷；上海音乐学院不断发展，我们老一辈后继有人；家庭中，几代人欢聚一堂，和睦幸福。”何占豪说，“要多往好的地方想，多朝前看，这样自然会心情愉悦，增福益寿。”

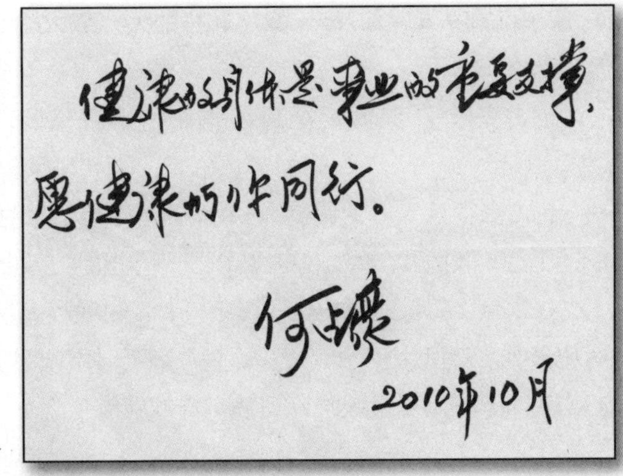

何占豪题词

在何占豪看来，人生不可能一帆风顺，总会遇到坎坷，但只要正确对待，应对得当，就能渡过难关。这是他的经验之谈。

众所周知，何占豪最著名的作品是小提琴协奏曲《梁山伯与祝英台》。这首曲子优美动人，久演不衰，是世界人民了解中国音乐的必听曲目，被誉为“整个东方音乐的骄傲”。

然而，这部作品也曾不被认可，被说成是“靡靡之音”。面对这样的指责，何占豪依然乐观面对。难怪有的同事说：“老何是个乐天派，再困难的环境也难不倒他！”

“仁者寿”是何占豪的养生信条。他认为，道德高尚而怀有仁爱之心的人容易长寿。

“放在生活中，这意味着处理好人际关系对健康很重要。”何占豪说，“有的人毫无仁爱之心，到处结怨、树敌，弄得自己心情压抑；有的人心胸狭窄，与邻里、朋友总是搞不好关系，一生疙疙瘩瘩。这都对健康不利。”

何占豪认为，处理好人际关系应该坚持两条：多交友，少结怨；心胸开阔，与人为善。何占豪说：“只要做到这两条，就能大大减少人生的烦恼、忧愁与不快。所谓‘仁者寿’，也就是这个道理。”

前些年，一名学生打电话给何占豪，邀请他去香港工作：“我在香港工

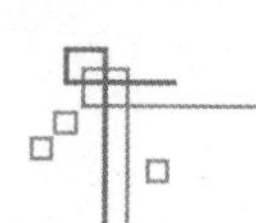

作，每个月的收入有几万元。像您这样的大师级人物，来香港的话，薪金一定是我的几倍。”

何占豪听了，笑着拒绝道："这个待遇我不要，我要的是10多亿观众！”

何占豪很注重养生保健，他每天要花上半小时的时间，参加各种体育活动。比如，散散步，做做健身操，以及到小区的运动器材区活动一下。

在饮食上，何占豪什么都吃，不偏食，不挑食。每天坚持喝一杯酸奶。他不吸烟，但有时会喝少许黄酒。何占豪平时不吃名贵的补品或保健品。他常说："把一天三顿饭吃好了，营养自然就够了。”

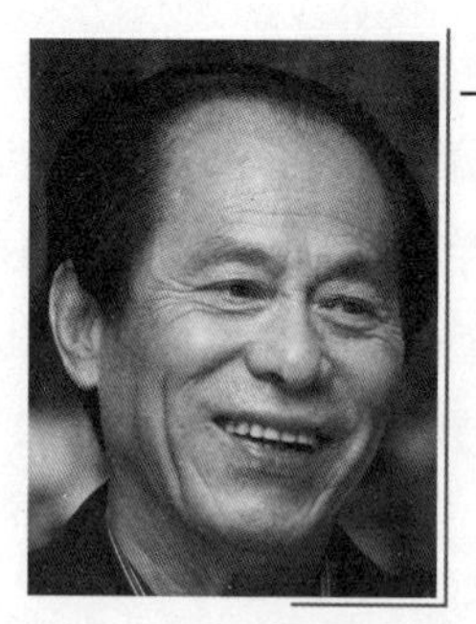

何占豪简介：

何占豪，1933年出生于浙江诸暨，他是中国杰出的音乐家，著名作曲家、指挥家，上海音乐学院教授、上海音乐家协会副主席。他以振兴民族音乐为己任，数十年来，创作或改编了100多首音乐作品，包括《梁山伯与祝英台》《龙华塔》《别亦难》《英雄泪》《莫愁女幻想曲》等。

指挥家曹鹏：
指挥到100岁

“交响乐是我生命的一部分，我愿意为音乐而付出。”

蜚声中外的音乐家曹鹏老师已经91岁高龄，但他依然在为交响乐而忙碌，每天的日程总是安排得满满的。用他的话说就是“每星期要工作8天”。

不少人都劝他别这么忙，多在家休息休息，但曹鹏哪里肯依。在他的心中有一个愿望：要指挥到100岁，打破美籍波兰指挥家莱奥波德·斯托科夫斯基保持的93岁还能指挥的世界纪录。

如今，曹鹏依然思维敏捷，耳聪目明，全身上下充满活力。在交响乐团排练时，他一指挥就是几小时。老先生身体这么好，有什么养生诀窍吗？

谈到养生之道，曹鹏根据自身的经验，总结出了以下几条。

身体要动

流水不腐，户枢不蠹。人只有经常运动，筋骨强健，人生的路才能走得长远。

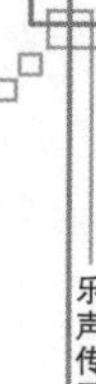

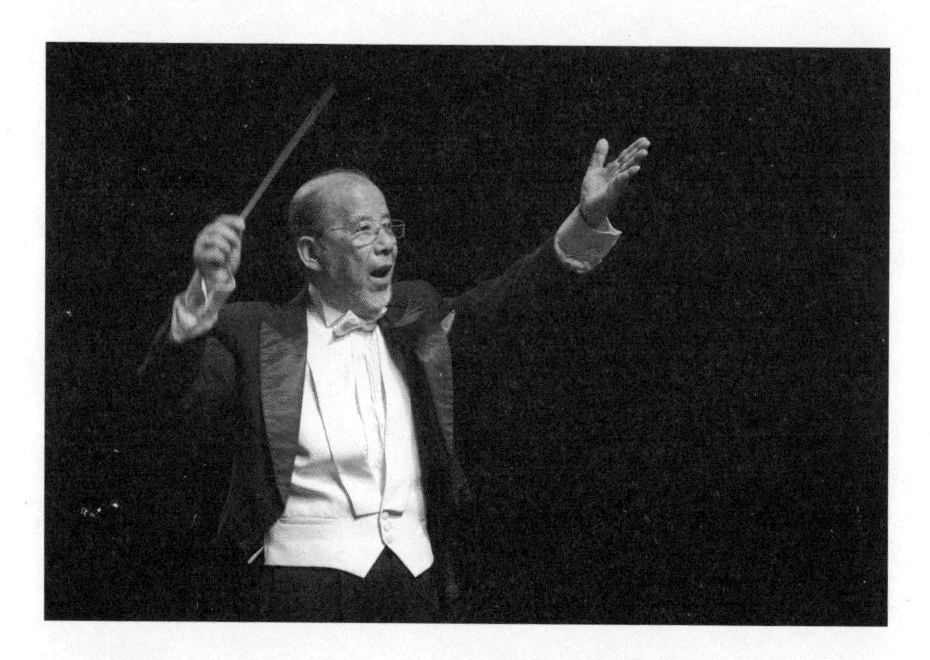

曹鹏从小就喜欢体育运动。在中学时代，他是操场上的活跃分子，无论是足球、篮球，还是长跑，他样样都擅长。离休后，曹鹏依然喜欢体育活动，他时常打打太极拳，游游泳，还会做一做“甩手操”。

曹鹏有一辆飞鸽牌自行车，不论去哪里，他都乐于骑车过去。如今，这辆车也60多岁了。前两年，家人见曹鹏年事已高，怕他骑车出门会发生意外，就买了把大锁，把“飞鸽牌”锁了起来——这辆车才总算可以退休了。

注意控制饮食

曹鹏原本非常喜欢吃肉，这是他早年在国外留学时长期吃“黄油加肉”而养成的习惯。后来他看报纸上说吃太多肉不健康，便开始控制对红肉和油脂的摄入。

如今，曹鹏的饮食以鱼类和蔬菜为主，在口味上也讲究清淡。他每餐都不会吃得太饱，饭后还会吃一些水果。曹鹏说：“很多病都是吃出来的。其实，我们既要吃得好，又不能吃得太好，要科学饮食。”

心态要年轻

曹鹏说："人的年龄会一年年增加，身体会一步步衰老，但心态可以永远年轻。心态年轻，才能青春常驻。"

曹鹏看上去一点也不像八九十岁的人，他风趣幽默，充满活力。由于工作的关系，曹鹏经常会跟乐团中的年轻学生们接触，被他们善于接受新生事物、敢想敢说敢干的精神所感染。

有一次，曹鹏跟学生们交流，谈到兴奋处，他突然弯下腰，在地上"翻了个跟头"。这种青春勃发的举动把学生们都逗乐了。

在外孙年幼的时候，曹鹏也很喜欢陪他玩，跟他下棋、掰腕子，陪他踢足球，讲故事给他听。祖孙之间总是充满欢声笑语。

曹鹏说："跟年轻人在一起，我感到心情愉悦，好像自己也年轻了。这比什么灵丹妙药都更有效。"

家庭温馨助健康

曹鹏的夫人夏惠玲比他小5岁，他们相识于战争年代。在大学时，对音乐的热爱让他们互生仰慕之情，并最终走到了一起，于1954年喜结连理。几十年来，两人互敬互爱，感情深厚。

曹鹏在外忙碌，他的夫人则负责保障"大后方"。

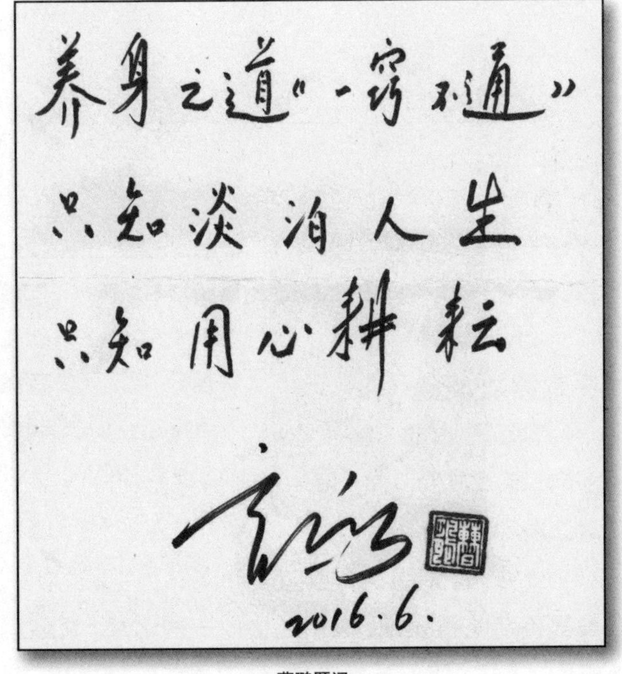

曹鹏题词

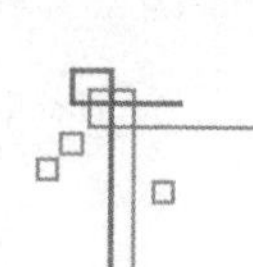

每天早晨，她都会为老伴端上精心准备的可口早餐，并泡好热茶。平时对曹鹏也总是问长问短，关爱有加。

曹鹏夫妇育有两个女儿，都相当有出息。大女儿曹小夏与父亲一起创办了上海城市交响乐团，乐团数十次在国内外演出，赢得了崇高声誉。小女儿夏小曹是著名的旅美小提琴家，现任上海大学音乐学院副院长。父女多次同台演出，成为一段佳话。两个女儿对父母都十分孝顺，体贴关怀，无微不至。

曹鹏由衷地感叹道："生活在如此温馨的家庭氛围中，我感到快乐，感到满足。家人的爱让我获得了健康与长寿。"

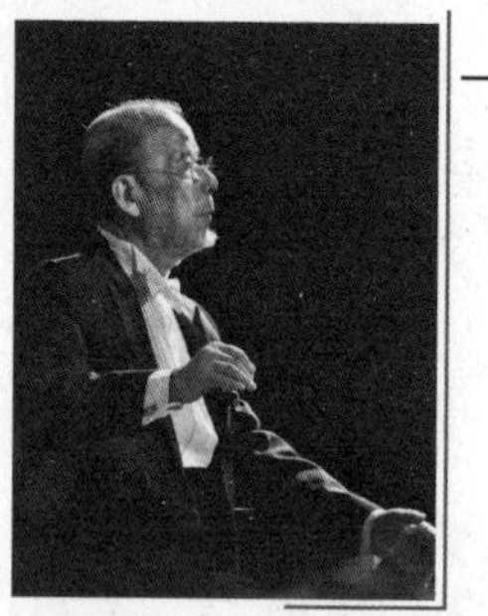

曹鹏简介：

曹鹏，1925年出生于江苏江阴，中国顶级指挥家，国家一级指挥。曾任上海和北京电影乐团指挥，为《龙须沟》《智取华山》等几十部电影录制音乐，并曾担任上海交响乐团常任指挥。他的指挥稳重、清晰而有气魄；处理作品细致、深刻，富有激情。近年来，他致力于大学、中学交响乐的普及工作，创办了上海城市交响乐团，并多次率团到国外演出，在国际比赛中获得多项大奖。

女指挥家郑小瑛：
勇于对抗癌症

“留意自己的身体，发现疾病的先兆。”

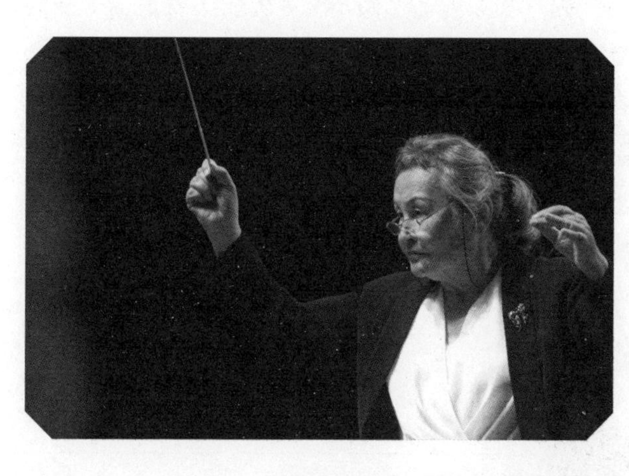

在很多人眼中，著名女指挥家郑小瑛是健康和快乐的化身。舞台上的她英姿飒爽，充满热情和活力。她用舒缓有致的指挥，以强烈的艺术感染力，征服了无数海内外观众。

然而，很少有人知道，郑小瑛也曾有过与死神擦肩而过的经历。

那是在1997年10月，郑小瑛连续数日在医院照顾生病的妹妹。然而，在妹妹病愈出院后，郑小瑛却发现自己开始便血，经检查被确诊为直肠癌。

一开始，郑小瑛很沮丧，她想：癌症？难道这意味着死亡，意味着我将彻底告别心爱的舞台？！冷静下来后，郑小瑛对自己说：不，我不

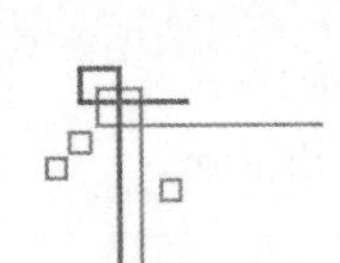

能放弃。于是，她勇敢地接受了手术。

手术很成功。不久，郑小瑛就在老伴的搀扶下练习走路。从刚开始的50米、100米，直到后来的1 000米、2 000米……郑小瑛的身体状况一天天地好了起来。终于，她又能在舞台上连续指挥几小时了。

从得病到恢复，郑小瑛懂得了很多。她说："一场病下来，我深深体会到了养生保健的重要性。"

在郑小瑛看来，不少疾病都是有预兆的，我们应该在身体发出"警报"的时候就加以重视。

她说："我之前发过带状疱疹。不过，当时太忙了，我就没管。现在想想，要是那时候就加以重视，情况是不是就不一样了？"

她还说："我们要多留心自己的身体状况，定期去医院体检。平时生病了，不要觉得是小毛病就不重视，而是要谨遵医嘱，积极治疗，万不可自作主张。同时，还要注意保养。比如，肠胃功能不好的人，平时就不要为了吃得过瘾而吃那些不好消化的食物，更不能暴饮暴食。"

"另外，面对疾病时，要放平心态，不能焦虑。"郑小瑛感慨道，"人要想得开一点，要知足常乐，不能处处与人攀比。无论在工作还是生活中，神经都不要绷得太紧。"

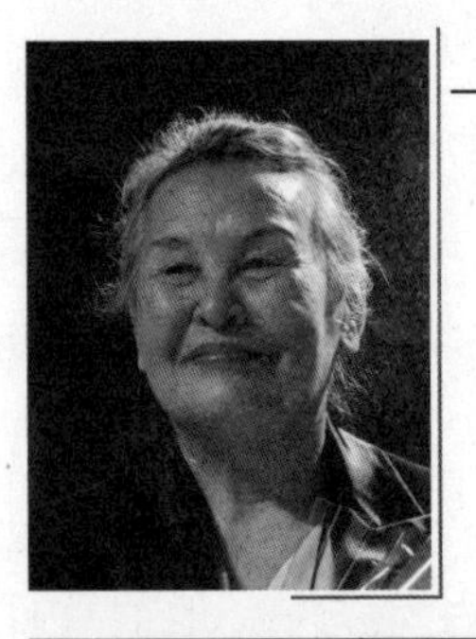

郑小瑛简介：

郑小瑛，1929年出生于福建永定，中国第一位交响乐女指挥家，爱乐女乐团的音乐总监和创办人之一，厦门爱乐乐团艺术总监兼首席指挥，中央音乐学院指挥系原主任，中央歌剧院乐队原首席指挥。

指挥家陈燮阳：
钟爱绿色植物

“常听优美的音乐，能给人带来健康。”

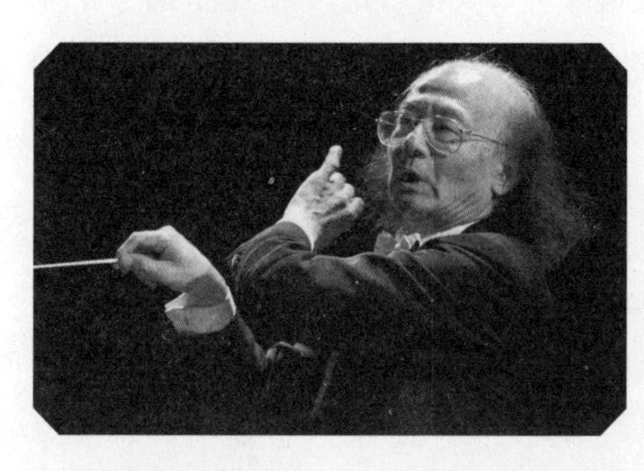

日前，著名指挥家陈燮阳先生执棒上海交响乐团，为观众带来了一场精彩绝伦的“陈燮阳从艺50周年”纪念音乐会。演出结束后，年过古稀的陈燮阳笑道：“我能登台指挥，这说明我的健康状况还不错吧！”

陈燮阳成长在一个音乐世家，他的父亲陈蝶衣为著名词作家，母亲是一位京剧爱好者。陈燮阳在学生时代就显露出了非凡的音乐才华。著名作曲家丁善德在陈燮阳创作的第一首曲子旁写道：“该生有创作才能，宜注意培养。”

出道后，陈燮阳长期担任上海交响乐团音乐总监。他锐意进取，创造了多项中国指挥家的“第一”。比如，他是第一位走进维也纳金色大厅的中国指挥家。

在生活中，陈燮阳积极倡导健康的生活方式。他很重视睡眠，除

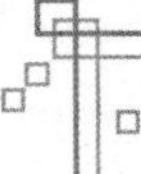

健康是金，健康是
福。常听优美的音乐
能给你带来健康！
陈燮阳
2010.11.6.

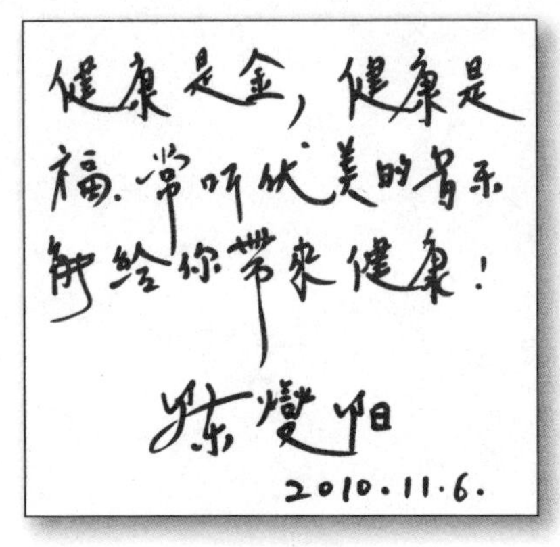

陈燮阳题词

了每晚睡足7小时外，每天还会午睡30~60分钟。他说："休息好就是在养生。没病的人，睡好了可以消除疲劳；生病的人，睡好了可以缓解病痛。"

在饮食上，陈燮阳讲究适量，无论是荤菜素菜，还是粗粮细粮，他都会吃一些。他还有一个好习惯——坚持吃好早餐。有时候，他因为晚上有演出，回家后睡得很晚，不过，第二天他照样一大早起来吃早餐。

陈燮阳说："早餐吃好了，才有精力开展一天的工作。现在有些年轻人不喜欢吃早餐，这种习惯可不好。"

陈燮阳的业余生活很丰富，他非常喜欢种植花草。他位于郊外的家中有个花圃，里面种了十几种植物，每一样都是他的宝贝。陈燮阳说："相信很多人都有过这样的体会：生活中遇到烦恼的时候，工作上遇到压力的时候，只要来到芳草如茵、垂柳婆娑的地方走一走，就会感到神清气爽，心情舒畅。"

在陈燮阳看来，绿色植物是他的"保健医生"。他说："生活在充满花草的绿色环境当中，人的性情也能变得娴雅而仁厚。我的生活中不能没有绿色。"

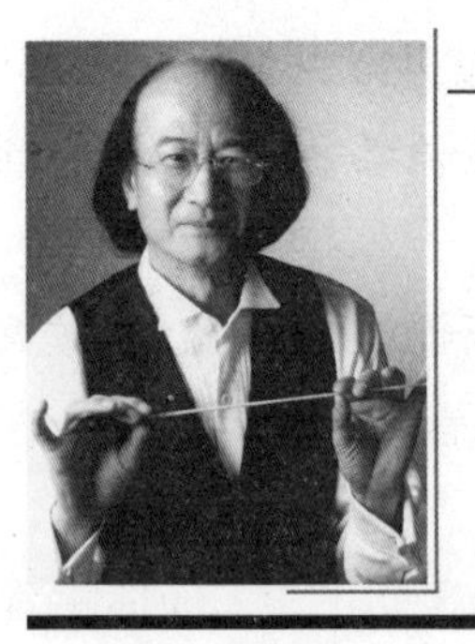

陈燮阳简介：

陈燮阳，出生于1939年，著名指挥家，现为上海交响乐团名誉音乐总监、中国国家交响乐团特邀指挥。

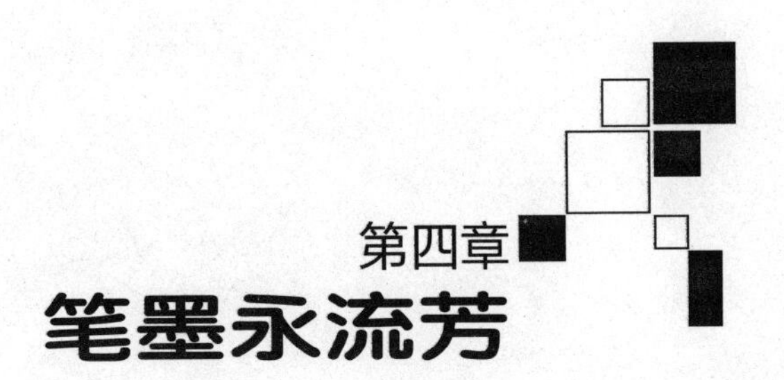

第四章 笔墨永流芳

百岁女作家杨绛：

心静如水，过好每一天

“我心静如水，平和地迎接每一天，过好每一天，但我也随时准备‘回家’。”

2016年5月25日凌晨，我国著名作家、学者和翻译家杨绛先生“回家”了，享年105岁。

杨绛，她以通透的心境和超然的智慧与岁月相伴，择高处而立，就平地而坐，泰然自若地经历了一个世纪的风雨沧桑。

杨绛，她曾被丈夫钱钟书赞美为“最贤的妻，最才的女”，她的身上有太多值得我们学习的地方。那么，在养生方面，她又有什么心得呢?

杨绛在100岁生日的时候，曾说过：“我已经走到了人生的边缘，我无法知晓自己还能往前走多远。我没有‘登泰山而小天下’之感，只是在自己的小天地里过平静的生活。”

杨绛的长寿或许正得益于这种独到的逍遥与洒脱。她在散文《隐身衣》中写道：

且看咱们的常言俗语，要做个“人上人”呀，“出类拔萃”呀，“脱颖而出”呀，“出风头”或“拔尖”“冒尖”呀等等，可以想见一般人都不甘心受忽视。他们

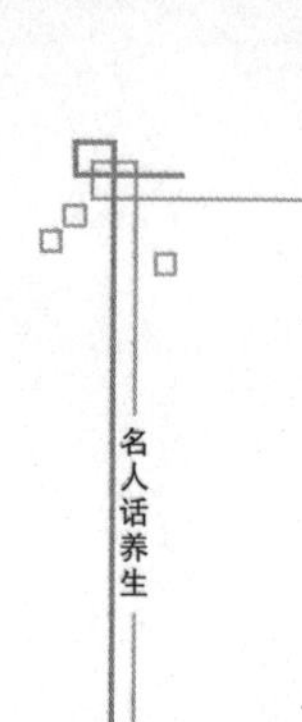

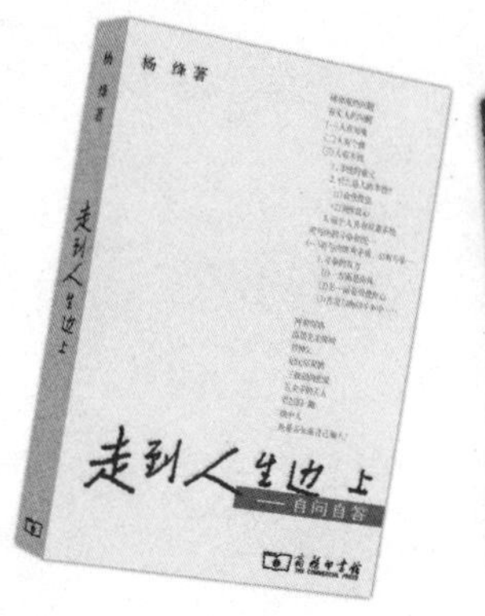

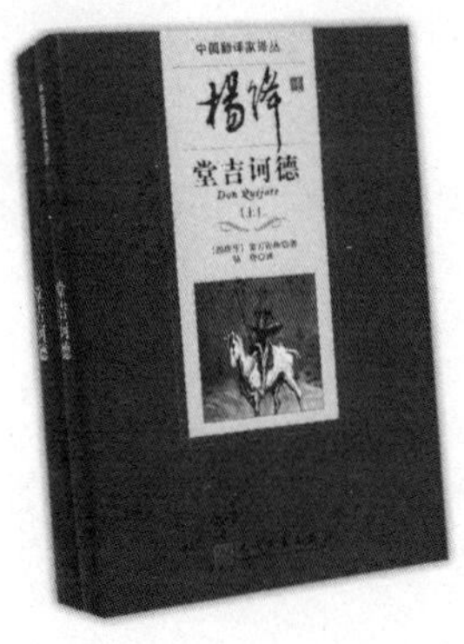

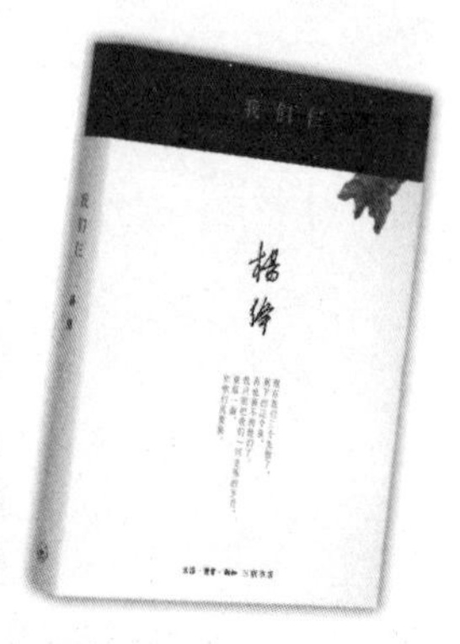

或悒悒而怨，或愤愤而怒，只求有朝一日挣脱身上这件隐身衣，显身而露面。

……

但天生万物，有美有不美，有才有不才。万具枯骨，才造得一员名将；小兵小卒，岂能都成为有名的英雄。

……

人的尊卑，不靠地位，不由出身，只看你自己的成就。我们不妨再加上一句：是什么料，充什么用。假如是一个萝卜，就力求做个水多肉脆的好萝卜；假如是棵白菜，就力求做一棵瓷瓷实实的包心好白菜。

生活中，杨绛始终保持平和而乐观的心态。

有一次，商务印书馆的几位编辑带着新出的第6版《现代汉语词典》，去拜访杨绛。杨绛翻了几页，看到其中新增了“宅男”“宅女”等词条，不由笑道：“我总待在家中，该算是‘宅女’了。你们说对吧？”一句话就把大家逗得哈哈大笑。

一位编辑回来后感慨地说：“百岁老人还能如此风趣幽默，确实少见。心态这么好，难怪杨绛先生如此高寿！”

在养生保健上，杨绛认为：“心理健康十分重要。俗话说‘抑郁成疾，不悦伤身’，老年人更要控制好自己的情绪。”

杨绛坦言，爱女和丈夫的离世曾让她极度悲伤，自己连做梦也会梦到他们。但她知道这样并不好，人不能被悲伤的情绪所吞噬。

于是，杨绛一方面尽力克制不良情绪，注意节哀；一方面通过体育锻炼和写文作画来转移注意力，让自己恢复平和的心态。

杨绛说："人死不能复生，该放下的还得要放下。活着的人要向前看，过好每一天；不能老往回看，被悲伤牵着鼻子走。"

杨绛始终以认真的态度对待生活。她在精神上看淡生死，在行动上珍爱生命，重视保健。平时，她会阅读报纸上的保健文章，偶尔也会看看电视上的医疗卫生节目。

众所周知，运动有利于身体健康。不过，老年人应该根据自己的年龄和身体状况，找到适合自己的运动——运动强度和运动量都不能太大。在这方面，杨绛很有经验。

杨绛习惯早起。年轻些的时候，她喜欢在清晨去外面散步。有时，她会在树荫下踱步，一边呼吸着清新的空气，一边轻声吟诵，健身又养心。后来年纪大了，就改成在屋子里走一走，活动活动筋骨。

多年来，杨绛一直坚持练习"八段锦"。八段锦是一种我国传统的健身体操，这套操分为八节，每节有一组动作，每组动作都很优美，被古人赞美为"华贵的锦缎"，故得名"八段锦"。

杨绛在90岁的时候还能弯腰用手触地，身体柔韧性这么好，正是得益于合理运动。

杨绛在饮食上讲究荤素搭配和粗细结合。她很喜欢吃黑木耳骨头汤，经常请人把大棒骨敲碎，再放入黑木耳一起煮汤。有段时间，杨绛由于血脂偏低，每天都要喝一碗来补身体。

杨绛简介：

杨绛，1911年出生于北京，中国著名女作家、文学翻译家和外国文学研究家。她博学多才，通晓英语、法语和西班牙语，由她翻译的《堂·吉诃德》被公认为最优秀的翻译作品。她创作的文学作品充满真挚的感情和深蕴的哲理，代表作有散文集《我们仨》《走到人生边上》等。

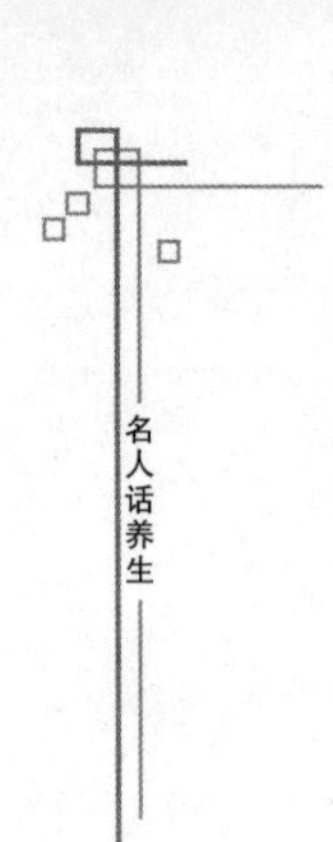

作家舒乙：

倡导进取性养生

"勤俭持家，健康是福。"

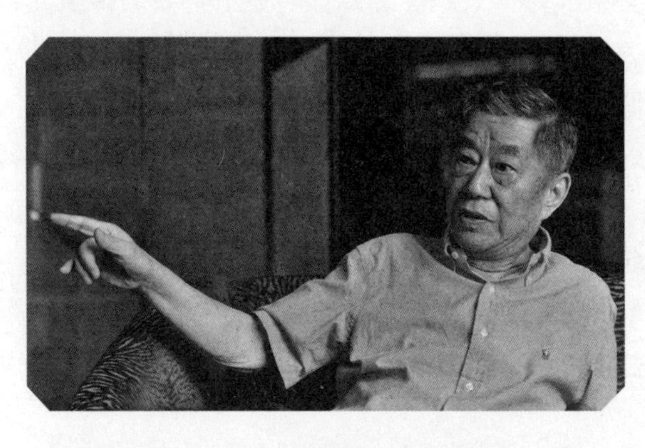

作家舒乙非常珍视这八个字。这是多年以前，在他新婚的时候，他的父亲、大文豪老舍先生亲手写在红纸上，送给他和妻子的。

如今，这张字幅已经有些陈旧，但舒乙仍将它视为珍宝，并将"勤俭持家，健康是福"这八个字牢牢地记在心中。

当笔者向他请教养生经验时，舒乙首先提到的也是这八个字，他说："在父母的影响下，我一向很重视保健。'健康是福'，健康是最重要的，它是人生幸福的前提。"

舒乙已经年逾八旬，但他依然身材挺拔，思维敏捷，声如洪钟，看上去完全不像是一位耄耋老人。这幅好身板，让每一位见过他的人都羡慕不已。

2015年9月3日，在纪念中国人民抗日战争暨世界反法西斯战争胜利70周年大会上，舒乙在荧幕上向全国观众介绍了他的父亲老舍先生以笔为刀枪，抗日救国的全过程。他饱含深情的演说，使人们真切感受到了老舍先生的殷殷爱国之情和拳拳赤子之心，让人为之动容。

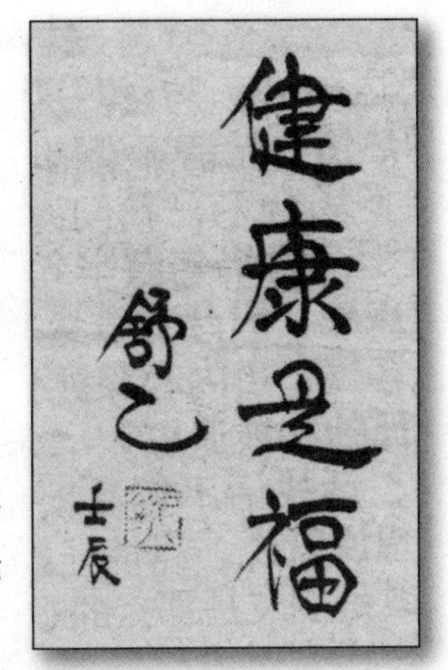

舒乙题词

“我倡导进取性养生。”舒乙说，“人要有一种进取精神，积极向上，不断地有所作为。进取之心是长寿的一个重要因素。”

舒乙在退休之后，从未停止过工作。他作为中国老舍研究会顾问，长期从事老舍研究，写作出版了《老舍》《父亲最后的两天》等书；他在担任全国政协委员期间，致力于对城市文物及文化遗产的保护，为之奔走呼号，殚精竭虑；他还参加一些大型文化活动、研讨会和笔会，发表自己的真知灼见……

在舒乙看来，进取之心促使人不断活动，活动身体也活动脑子，让人的身体、心态和精神都保持年轻。

舒乙说：“每一项活动都给我带来新鲜感、成就感与快乐，使我有一种希望‘向天再借500年’的感觉。”

不过，不要以为只有“动”是养生，其实“静”也是养生。舒乙说：“动静结合，是老年人最好的养生方式。”

在“静”的方面，舒乙选择了绘画。在家里，他时常铺开宣纸，挥毫泼墨，时而画花鸟，时而画山水，时而画人物，描绘生活所遇之美。舒乙的画作充满丰富的想象力和丰沛的情感，让人不得不为之赞叹。如今，舒乙已在国内外先后举办了10多次画展，皆大受好评。

舒乙说：“绘画是一种‘内养功’。运笔，凝神，一呼一吸，皆是修炼。我国不少著名画家都是老寿星，这就是一个很好的证明。”

舒乙说：“而今经济发展，人们的物质生活非常丰富，餐桌上的食

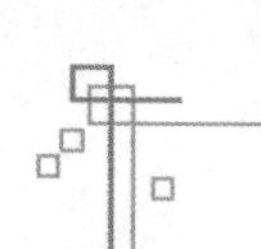

品也多了起来。但随之而来的是不断增多的'富贵病'。因此，我们一定要管住嘴，在口腹之欲上要有所克制，不能太任性。"

舒乙平时不抽烟，在饮食上讲究荤素搭配，吃得较为清淡。每逢外出赴宴或参加聚会时，他都特别注意控制食量，控制对油脂的摄入。他平时不喝白酒，偶尔会喝一点红酒。

舒乙对茶情有独钟。他在家里手不离杯，每天都要喝一壶茶。跟朋友相聚时，边聊天边品茗也已成为他的习惯。舒乙说："茶可是个好东西。喝绿茶不仅能抗衰老，还能抗癌呢。"

谈到如今一些艺人早逝的问题，舒乙说："现在中国人的平均寿命比过去增长了很多，八九十岁的老年人很多，百岁老寿星也不少见。然而，有一些大家熟悉的艺人，却在他们施展艺术才华的黄金期，就早早地离开了人世，十分可惜。"

舒乙接着说道："究其原因，有的是工作太劳累，积劳成疾；有的是不注意健康，小病变大病，大病变恶疾。前车之覆，后车之鉴。我们应该从他们的身上吸取教训，重视健康问题。健康是福，我们要懂得惜福啊！"

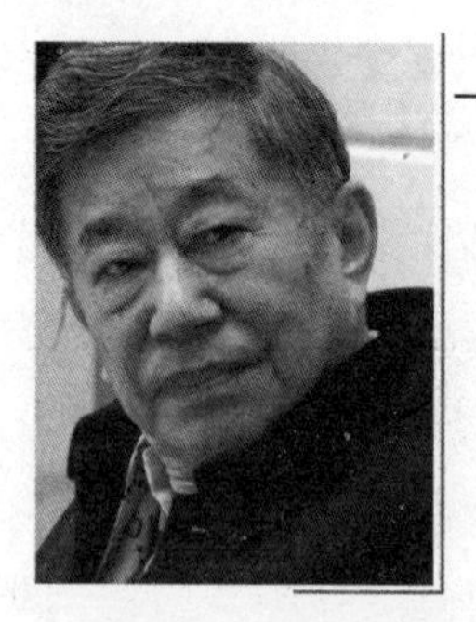

舒乙简介：

舒乙，1925年出生于山东青岛，著名作家、学者、画家和工程师。他曾担任中国现代文学馆副馆长、馆长，为追寻老一辈文学家的足迹和业绩，为发展中国现代文学事业作出了卓越贡献。他擅写散文、传记作品，创作了《我的风筝》《老舍》《大爱无边》《我爱北京》《现代文坛瑰宝》《都市精灵》《父亲最后的两天》等作品，并荣获多项文学奖项。

作家叶辛：
悬肘练字可健身

“一个人如果老是生病，怎能干好工作，怎能挑好革命的担子？”

叶辛，中国著名作家，他的家就在上海。笔者去采访他时，只见叶辛正站在书桌前，手持毛笔，悬肘写字。不一会儿，一幅“流水不腐，户枢不蠹”的条幅就写成了。

叶辛说：“悬肘练毛笔字的过程类似于一种保健操，能梳理气血，促进健康。此方法我坚持了10多年，收效甚好。”

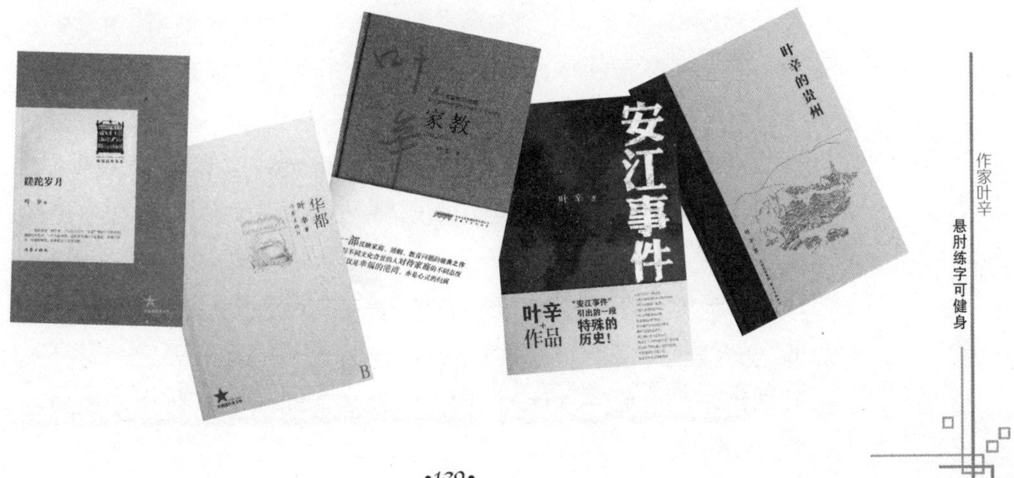

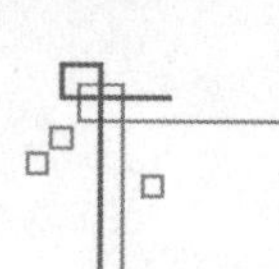

珍惜你的身体，
珍惜你的健康。
叶辛
辛卯春日

叶辛题词

叶辛十分重视身体健康。他家订了10多份报刊，他很喜欢浏览其中有关养生保健的内容。他还很爱看电视上的保健节目。叶辛说：“一个人只有身体健康，才能有所作为。如果老是生病，弱不禁风的，如何能干好工作呢？”

叶辛每天都要站在书桌前悬肘练毛笔字，每天要写30~45分钟。每次写完字，他都会感到背上微微出汗。

叶辛说：“欣赏和练习书法都有益于身心健康，古人还把书法当成粮食和良药呢。”随后，他向笔者讲述了其中的典故：

北宋文学家黄庭坚酷爱书法，他在鉴赏林逋的书法作品时，赞叹道：“君复书法高胜绝人，予每见之，方病不药而愈，方饥不食而饱。”

叶辛说：“练书法时，必须排除杂念，凝神静气，物我皆忘，这能让人修炼心性。悬肘写字还可以锻炼手臂和腰背肌肉，达到强身健体之功效。”

他还介绍道：“我国不少书画家都很长寿。比如，齐白石、黄宾虹、何香凝、章士钊均享寿90岁以上，百岁以上的则有朱屺瞻、苏局仙、孙墨佛等。”

在生活中，叶辛很重视健康饮食。他从阅读中了解到，营养学上有一张“食物金字塔”表，这张表中列出了一个人每天对各种营养物质的需求量的大小。

于是，叶辛就把这张表交给自己的妻子，请她在买菜、烹调时加强“协调”与“掌控”，让全家人都可以合理饮食。

叶辛每年都会做一次体检，因为他相信定期体检是预防疾病的有效方法。他说道："身体不适就应该去看病，不要硬撑，更不能讳疾忌医。俗语说'千里之堤，溃于蚁穴'，不重视'小毛小病'，任其发展，很可能会出大问题。"

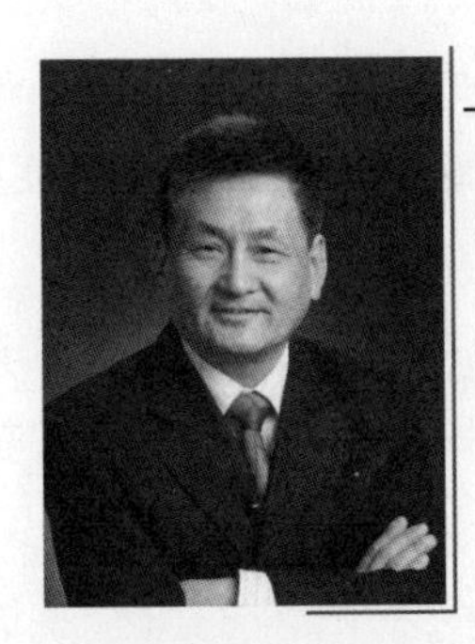

叶辛简介：

叶辛，1949年出生于上海，中国著名作家，中国作家协会副主席，上海市作家协会副主席、上海市文联副主席。他的代表作有《蹉跎岁月》《孽债》《恐怖的飓风》《三年五载》《华都》等，其中《孽债》《蹉跎岁月》和《家教》均被改编成电视剧，在全国范围内引起轰动，荣获全国优秀电视剧奖。

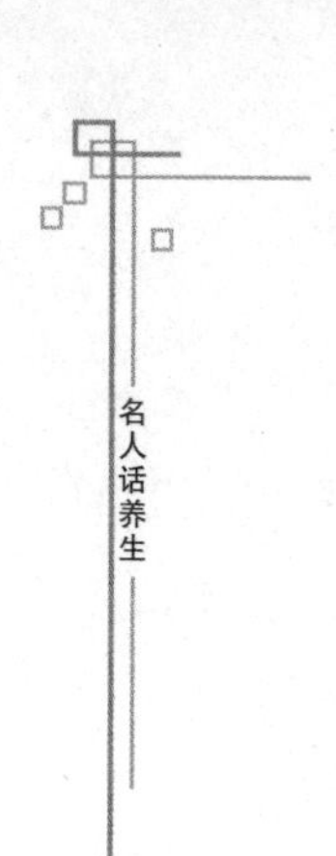

作家刘心武：
我的心灵养生操

“健康由身体健康和心理健康两部分组成，两者缺一不可。无论忽视哪一个方面，任其出现偏差，都会带来不良后果。”

在谈及健康问题时，著名作家、红学家刘心武先生如是说。

在刘心武看来，一个人在追求健康的时候，既要重视身体健康，也要重视心理健康，要把两者很好地结合起来。

刘心武认为：“心理健康很重要。在现代社会，由于工作节奏快、生活压力大等原因，人们比过去更容易出现各种心理问题。比如，如今不少人——特别是一些年轻人，都不同程度地患上了抑郁症。这一现象非常值得我们关注。”

他举例说：“当遇到突发的变故时，一个人也可能因受到刺激而出现心理问题。比如，经历过地震等自然灾害的人。俗话说，‘心病还需心药医’，心理疏导非常重要。”

刘心武还说：“几十年来，我始终精力充沛，笔耕不辍。这与我重视心理保健不无关系。”

刘心武通过多年摸索，总结出了六套“心灵养生操”。

列表化解操

如今，不少人由于工作忙，事情多，经常会感到焦虑，觉得心烦意乱的。

这时候，我们可以拿出一张纸和一支笔，先在纸上写一行大字——“我为什么心烦意乱”。接着分出三栏，分别对应“最烦心的事”“比较烦心的事”和“小事”。然后，把烦恼的事一件件都写上去。

列好后，从“小事”开始，逐项“化解”。凡大体可以化解的，都用红笔划去；剩下的，自然要认真应对了。虽然其中有些事是一时无法化解的，但我们在梳理这些事的过程中，也梳理了自己的情绪。经过这一番梳理，我们自然会感到内心坦然。

自寻小趣操

每当提不起精神来做工作时，就先找些有趣的小事来做。比如，用湿棉花球给自己养的盆栽清洁叶片。别看这些事比较琐碎，做起来就能体会到其中的乐趣了。

沉浸在这些小乐趣中，就像洗了把冷水澡，洗去了无聊感，恢复了精神头，接下来就可以专心工作，做“正事”了。

回忆美景操

内心烦闷之时，可以放一首舒缓的乐曲，然后舒服地躺在床上或靠在沙发上，在轻柔的音乐声中，闭目冥想。

想一想自己看过的风景，让名山大川的美妙镜头重新在脑海中浮现。一幕幕的美景犹如一阵清风，能将滞留在心中的浊气吹散，还内心一片清明。

无害宣泄操

人总有情绪不好的时候。当我们心中窝着一团火气，随时要发作时，可将平时准备好的废纸使劲撕扯，还可以选择适当地点，将已破损的旧东

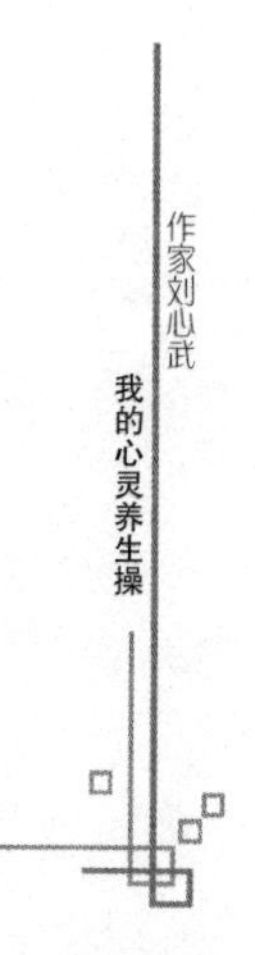

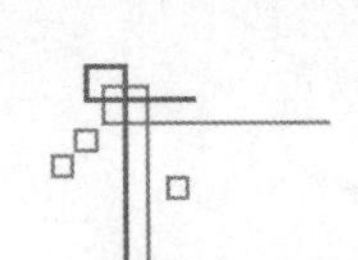

西砸碎。这样做可以在不伤害他人和不造成经济损失的情况下，宣泄不良情绪。

自嘲自省操

垂头丧气不可取，过分得意也不可取。因洋洋得意而心理状态发生偏斜时，可以自嘲一下，给自己泼点凉水。

具体的做法有很多种，比如，有一种叫“对镜自嘲”。可以对着镜子中的自己，自嘲道：“咦，瞅你乐的，你有什么了不起的呀？别乐了，前头的困难还多着呢！”

人在自嘲中，失去的只是虚荣，获得的却是清醒。

走向混沌操

在刘心武看来，一个人不能在什么事上都斤斤计较，该清醒时当清醒，该糊涂时要糊涂。

这套“走向混沌操”可以化解人的小鸡肚肠。具体要怎么做呢？

其实很简单。只要拿起一卷诗词，随手翻开，摇头晃脑，高声诵读，即可抹去萦绕心头的那些“小心思”了。

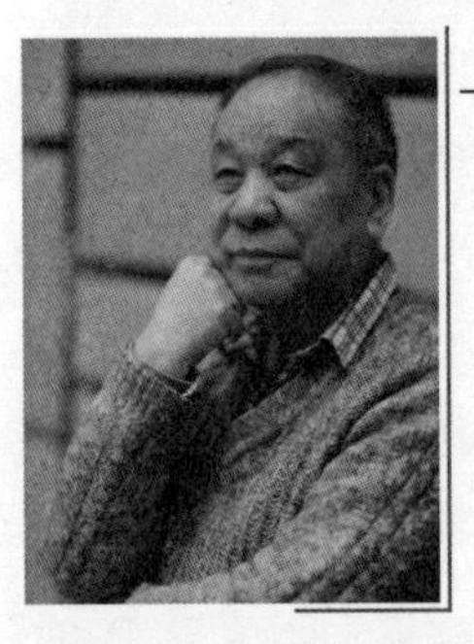

刘心武简介：

刘心武，1942年出生于四川成都，中国当代著名作家，红学研究家。曾任《人民文学》主编。他的作品以关注现实为特征，其长篇小说《钟鼓楼》曾获得“茅盾文学奖”。他曾在中国中央电视台《百家讲坛》栏目开展过解读《红楼梦》的系列讲座，对红学的普及与发展起到了促进作用。

百岁教授徐中玉：
“三爱”铸高寿

“读书有味身忘老，病须书卷作良医。”

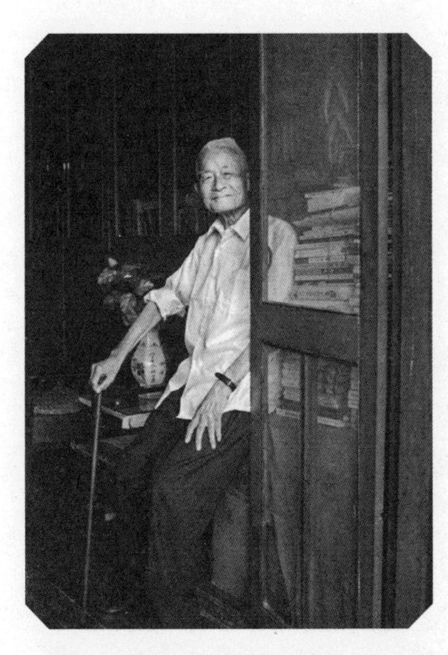

著名学者徐中玉老先生已经101岁了。了解他的人都知道，他平时生活很节俭：一件灰外套，穿了很多年还在穿；一双旧袜子，打了补丁也舍不得扔。

然而，他在100岁的时候，却拿出了100万元的积蓄，全部捐给华东师范大学的“中玉教育基金”，用以帮助中文系品学兼优的困难学生。这100万元里的每一分都是徐中玉多年笔耕所得，真可谓来之不易。

徐中玉对工作的认真和执着，是一般人难以想象的。多年来，他撰写、编著的教学书籍达1 000万字，主编的教材和期刊达2 000万字。其中，仅《大学语文》就累计发行1 700余万册。他在90多岁的时候，依然思维敏捷，笔耕不辍。

如今，徐中玉已经是一位百岁老人。当谈到长寿之道时，他向笔者介绍了自己的生活习惯。我们可以将之总结为三点，分别是：爱看书，爱清淡，爱讲真话。

爱看书

徐中玉的房间里，到处都摆放着书籍。约5万册藏书占据了他家中的大部分空间。看书是徐中玉每天最重要的一项工作。他不仅阅读，有时候还会圈上重点，在书的空白处写上批注，或是将自己的想法写成读后感，在报刊上发表。

徐中玉过去每天要看七八份报纸，现在年纪大了，也仍要看四五份。他会把报纸上精彩的文章剪下来，贴到本子上，做成剪报集。他的书桌上就放着一捆捆扎好的剪报集，里面有的已经泛黄了，有的却是崭新的。

读书有味身忘老，病须书卷作良医。在徐中玉看来，阅读可以点亮生活。我们不仅可以通过阅读获取知识，增长学识，还能在阅读中忘记烦恼与孤独。

爱清淡

徐中玉口味清淡，喜欢吃蔬菜。他的早餐一般是一杯牛奶、一个鸡蛋和几块饼干或一两只小包子；午餐主要吃菜，主食只有小半碗米饭，饭后会吃一些水果；工作一会儿后，会在下午吃点小点心；晚饭的花样很多，有时候吃面条，有时候吃泡饭或白粥，有时候吃馄饨或水饺。

徐中玉说："我吃自己爱吃的东西，也喜欢变着花样吃，不过我并不会多吃。俗话说，不饱是祛病方，是长寿法。我觉得很有道理。"

爱讲真话

徐中玉爱讲真话，无论在生活中，还是在学术上，他心中是怎么想的，就会怎么说，怎么写。

他曾在《论勇敢的表现》中写道：

“发真的声音，说真心的话，忘掉了个人利害，推开了一切阻碍进步的因袭俗滥的规矩习惯老调，大胆地说话，勇敢地表现……如果能够做到这样，文学将成为‘世界的势力’，岂止干干净净去了陈言而已！”

在治学和育人上，徐中玉主张“实事求是”，力求“独立思考，追求真理”。他的床头上挂着“道德文章”几个大字，他说：“道德文章，先道德后文章，写文章要一丝不苟，真实，真诚，有感而发，吐露心声！”

正是这份正直与坦然，让徐中玉从容淡定地迈过了人生中一道又一道坎，真正做到了宠辱不惊。

在学生们的眼中，徐中玉老师是一座高山，他不仅学识宏富、著作等身，在道德和品行上也堪称楷模。

古人云：“大德必得其寿。”又云：“仁者寿。”诚哉斯言！

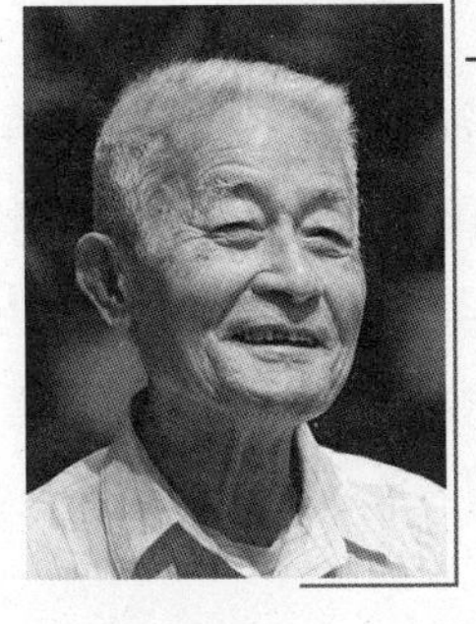

徐中玉简介：

徐中玉，1915年出生于江苏江阴，著名文艺理论家，作家，语文教育家，华东师范大学中文系终身教授、名誉主任。著有《鲁迅遗产探索》《古代文艺创作论》《激流中的探索》《徐中玉自选集》《美国印象》等，主编文学研究丛书7套、大学教材《大学语文》5种及《大学写作》《古代文学作品选》等。

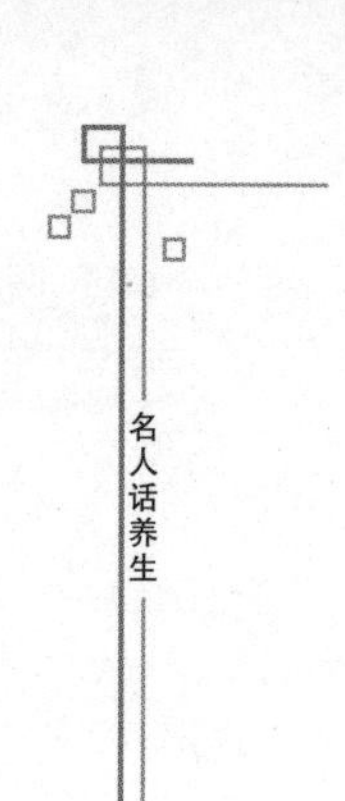

社会学家邓伟志：
常吃红薯和生姜

"年轻时善待身体，年老时就会获得一份珍贵的礼物——健康。"

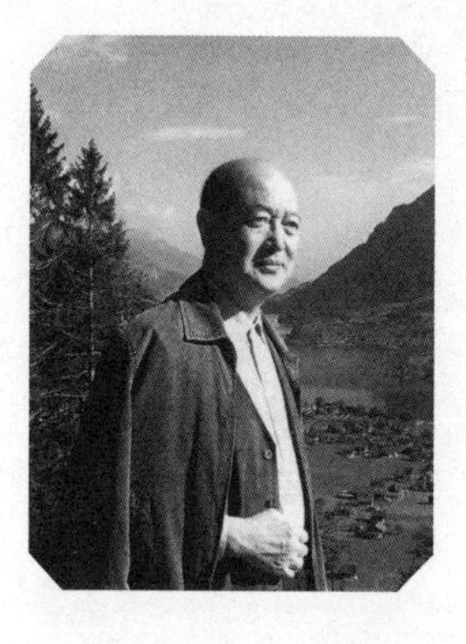

这是著名社会学家邓伟志先生对养生的看法。

邓伟志一向重视保健，他推崇科学的生活方式，讲究"营养均衡，运动适当"。

他喜欢运动，也懂得量力而行。退休后，他打过篮球、排球，后来又打乒乓球，现在年纪大了，则改为每天在苏州河畔散步半小时。

在饮食上，邓伟志很少吃肉，以素食为主。他常说："我认为一日三餐还是'寒酸'一点好，不能总吃大鱼大肉。"

邓伟志非常喜欢吃三种食物，分别是：红薯、土豆和生姜。红薯买回家之后，他要么蒸着吃，要么烤着吃，总之每星期都要吃上两三次。生姜则是切成薄片，每天吃一两片。

邓伟志的曾祖父是安徽萧县有名的医生，他从来不吸烟，也不喝酒。曾祖父将这个好习惯传给了他的后代，邓伟志的父亲和叔伯也都从

营养讲平衡
运动讲适当
邓伟志

邓伟志题词

不碰烟酒。

邓伟志说：“我也从不吸烟，不过，偶尔还是会喝些红酒。”

如今，邓伟志已经78岁了，但他仍然坚持每天工作八九个小时，平常也不睡午觉。家人介绍说：“他不是在阅读，就是在写作。”

邓伟志感慨道：“我要珍惜光阴，趁自己还有精力，多研究一些社会问题，多写一些有意思和有意义的文章。这是我理应承担的社会责任。”

邓伟志不仅自己重视保健，还跟好朋友李伦新、胡锦华一起，在上海某报纸上开设了《三人笔谈健康》栏目，跟广大读者分享自己的养生经验。

他说：“那些文章都是我观察社会的结果，是我的人生感悟，希望读者能从中获得一些启发。”

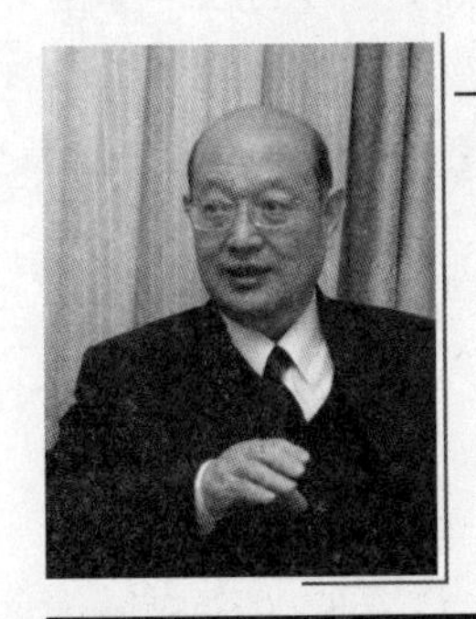

邓伟志简介：

邓伟志，出生于1938年，我国著名社会学家，现为上海大学社会学系教授，《大辞海》编委。曾任第九届、第十届全国政协常委，曾获上海市首届“慈善之星”称号。已发表作品1 100万字，出版《邓伟志全集》22卷。

院士吴孟超：
养生“20字方针”

“坚持健康的生活方式，提高自身健康水平。”

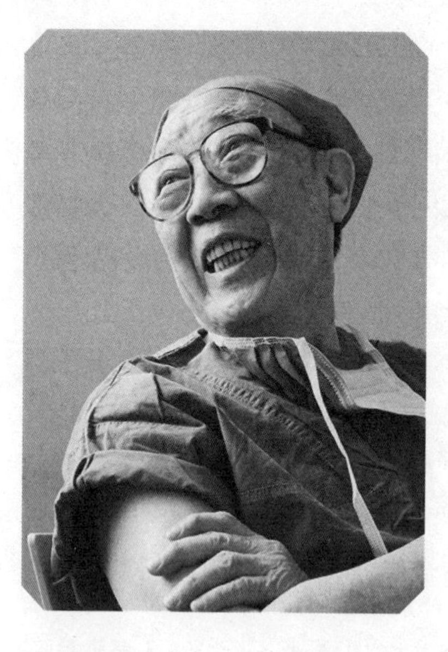

“中国肝胆外科之父”吴孟超院士已经年逾九旬，但他仍不忘工作，以无尽赤忱善待病人，以赤子之心对待肝胆外科事业。

吴孟超也讲究保健，他爱惜自己的身体不为别的，为的是可以多救一些病人，为祖国的医学事业多作一些贡献。

吴孟超将自己的养生经验总结为20个字：心态平和，常用头脑，常动手脚，管住嘴巴，定期体检。

心态平和

在吴孟超看来，心态是人的“灵魂”，良好的心态对健康起着至关重要的作用。

无论是在鲜花满目的领奖台上，在平平常常的生活中，还是在不断遇到挑战的科研道路上，吴孟超始终能保持良好的心态，做到胜不骄，挫不馁，锐意进取，不断向前。

在家中，他与妻子相濡以沫，互相尊重，互相关心，互相包容，相处得十分和谐，几十年来，从未吵过一次架。

常用头脑，常动手脚

吴孟超的生活非常充实，除了去医院工作外，他还要写演讲稿，写学术论文，写书……每天总是忙忙碌碌的。他说："我每天都在上班，这对我来说是最好的锻炼。"

吴孟超还自创了一套手保健操，一有空就做，以保持手指的灵活。休息的时候，也常常双手握住茶杯，不停地转动，以此锻炼手指。

管住嘴巴

吴孟超说："饮食上，无须山珍海味，无须燕窝鱼翅，把日常的饭菜吃好就行了。"

他的一日三餐都很简单：早上喝一杯牛奶，再吃一个鸡蛋和几块饼干；中午手术结束后，在医院吃工作餐，菜是四菜一汤，主食是一碗大米粥或小米粥；晚上一般在家吃，也就是两三个菜，主食是一碗稀饭或一只包子。吴孟超喜欢吃鱼、豆腐和蔬菜，他从来不吃补品，平时喜欢喝点绿茶。

坚持健康的生活方式，
提高自身健康水平。
吴孟超
2010年10月22日

吴孟超题词

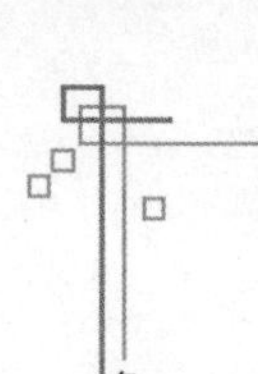

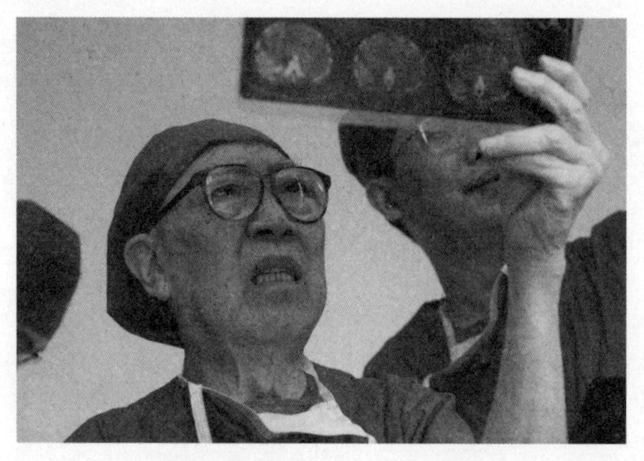

定期体检

体检是发现疾病的重要途径。吴孟超每年都进行一次体检。他介绍道："有些疾病，刚开始的时候并没有明显症状，只有通过体检才能发现。有的人害怕查出疾病而不愿体检，有的人为了省钱而不去体检，这都是不可取的。"

吴孟超希望中老年人多学点健康方面的知识，积极参加体育锻炼，加强对疾病的防范，做到老有所为，老有所乐。

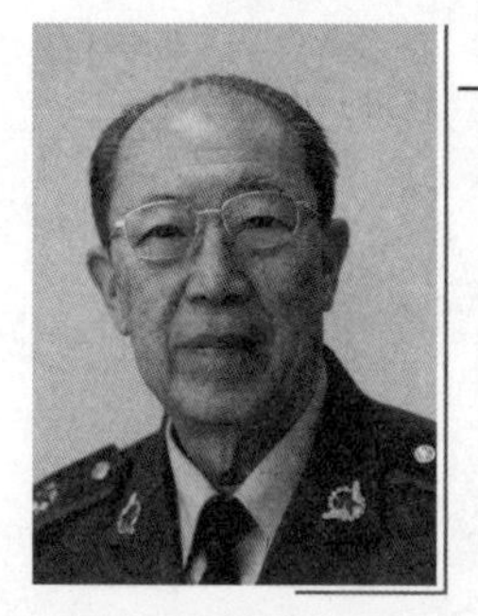

吴孟超简介：

吴孟超，1922年出生于福建闽清，著名肝胆外科专家，中国科学院院士，中国肝脏外科的开拓者和主要创始人之一，被誉为"中国肝胆外科之父"。2005年，吴孟超获得"国家最高科学技术奖"。2011年，中国将17606号小行星命名为"吴孟超星"。2012年，吴孟超光荣当选"感动中国2011年度人物"。

百岁"国医大师"干祖望：

养生八字秘诀

"猴行、蚁食、龟欲、童心。"

"国医大师"干祖望老先生于2015年仙逝于南京，享年104岁。

熟悉干祖望的人都知道，他在90多岁时依然精神矍铄，思维清晰，不仅能为患者看病，还能写书和作报告。

这位受人敬仰的医学大家有什么独到的养生方法吗？

干祖望一生从未抽过烟，55岁开始戒酒。72岁时，他生了一场真菌性肺炎，此后每年冬天会吃一点高丽参。90岁之后，他会适量喝一点鹿茸酒，此外从不吃补药。

干祖望将他的养生经验归结为八个字：猴行、蚁食、龟欲、童心。

猴行

干祖望说："人要像猴子一样灵活多动。"

他平时能站着就不坐着，能步行就不坐车，每天上班都是靠走路。在医院查房的时候，爬十几层楼都不在话下。

在他看来，运动可打通经络，疏通气血。相反，久坐久卧则不利于健康。

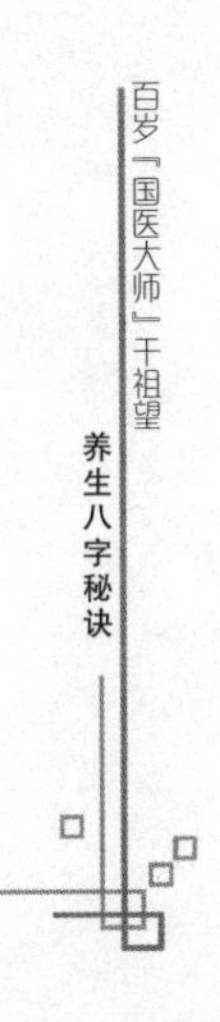

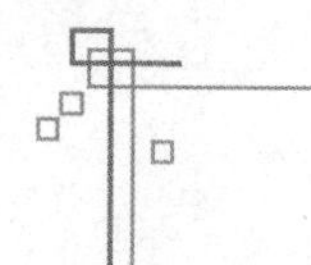

蚁食

干祖望说："人要像蚂蚁那样吃得杂一点，吃得少一点。"

老年人的肠胃功能不如年轻人，吃多了反而是负担。因此，干祖望提倡老年人每餐少吃几口，吃七八分饱就可以了。不过，少吃不等于不吃，也不能挑食，要什么都吃一点，这样才能实现营养均衡。

龟欲

在干祖望看来，人应该学一学乌龟，学乌龟的不急不躁，学乌龟的与世无争。

他说："人也应该像乌龟那样，少一些欲望，遇事不要斤斤计较。随遇而安，知足常乐。欲望越多，失望与烦恼也会越多，到头来只会影响自身健康。"

童心

干祖望说："孩子心灵纯洁，没有杂念，也没有各种精神负担。人要始终保持一颗童心，像孩子那样无忧无虑，快快乐乐地度过每一天。"

干祖望简介：

干祖望，出生于1912年，我国著名中医耳鼻喉科学家，中医现代耳鼻喉学科奠基人之一，南京中医药大学教授，享受国务院政府特殊津贴，享有"国医大师"荣誉称号。

漫画家方成：
忙而寿

“生活一向很平常，骑车画画写文章，养生就靠一个字：忙！”

著名漫画家方成先生为人风趣幽默，98岁的他有时候就像孩子一样，追求简单的快乐。

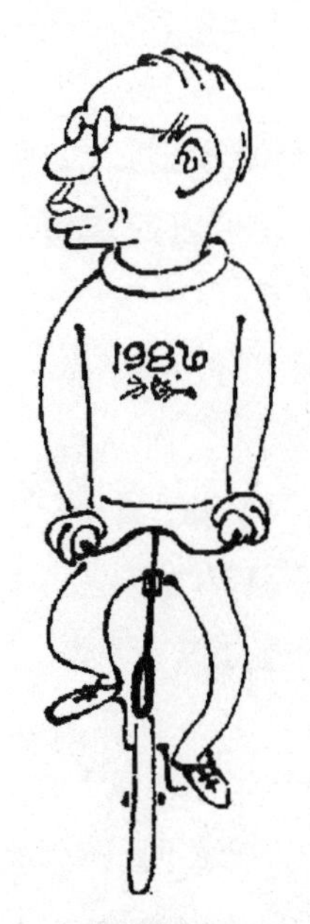

方成画作《自画像》（作于1986年）

关于方成的趣事有很多。

有一次，朋友问方成：“您怎么没有白头发呢？”

方成笑道：“白的都掉了呀。”

“您血压多少？”

“200。”

“怎么这么高？”

“高压120，低压80，加起来不是200嘛。”

“您抽烟吗？”

“戒了一半，留了一半，每天10支，聊天例外。”

“平时胃口怎样？”

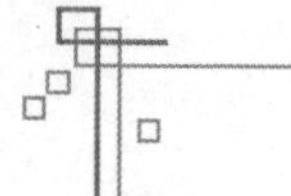

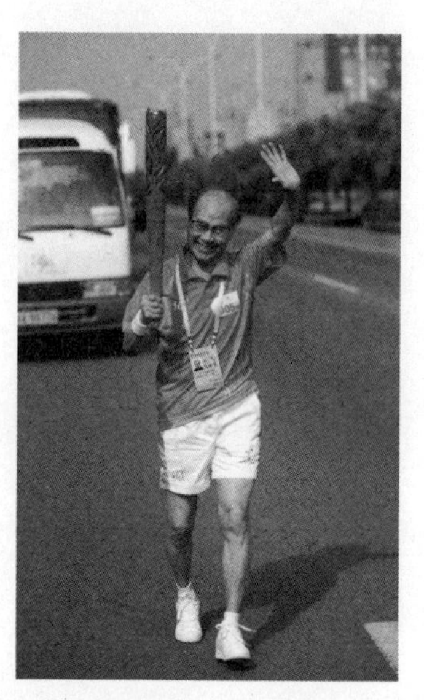

93岁的方成传递亚运火炬

“人吃啥我吃啥，咬得动就吃得下。”

“有什么不爱吃的吗？”

“有，那是药！”

方成机智幽默的回答逗得朋友哈哈大笑，连声赞道：“方老这么乐观，怪不得健康又长寿。”

方成在80多岁的时候，还经常骑着自行车穿街走巷。在自画像中，方成画的也是正在骑自行车的自己。

有人指着那幅画问他：“方老，看您这车破的，怎么连个车铃都没有？”

方成答道：“车骑起来哪个地方都在响，还要车铃干什么？骑这种车最放心，放在哪里小偷都看不上。”

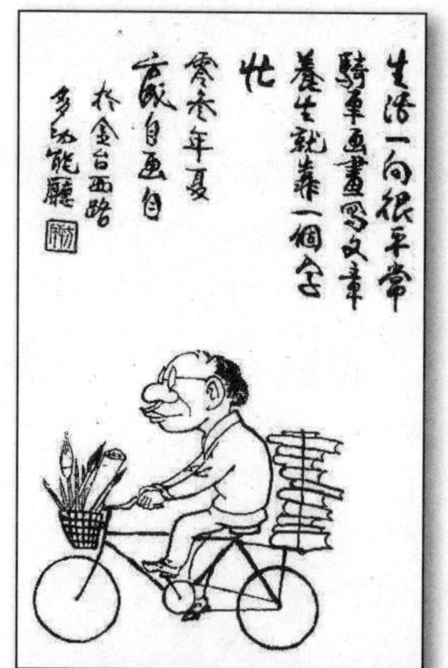

方成画作《自画像》（作于2003年）

有人问：“您都这么大年纪了，为什么还爱骑自行车？”

方成一本正经地说道：“骑自行车有两大好处：一是可以锻炼身体，二是一上车就有座位。”

在方成看来，养生就靠一个字——忙。

平时，他不是写文章、练书法，就是摄影、画画，似乎总有忙不完的事。

方成经常在家练书法。他说：“写字不仅能锻炼身体，还能修身养性。我国不少书法家都很长寿。”

方成的书法作品很有特色，再加上他毫无架子，不少人都会慕名而来，请他题字。

方成爱好摄影，他去过许多地方，拍了不少照片。

他说："要拍摄一幅好的作品，既要动脑——思考如何构图，又要动手——寻找最佳的取景位置。所以说，摄影不仅是一门艺术，还是一项运动呢！"

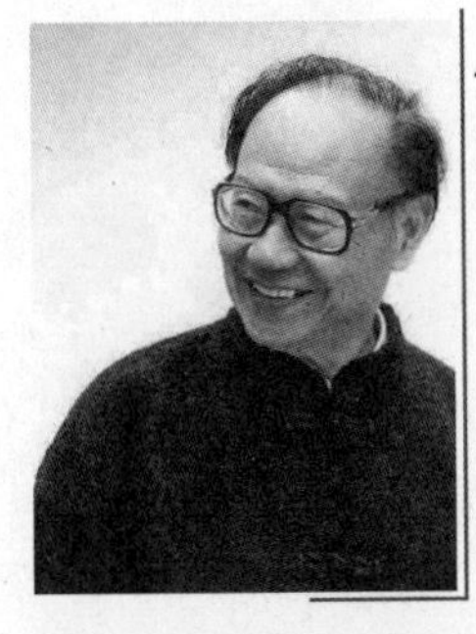

方成简介：

方成，1918年出生于北京，著名漫画家、杂文家、幽默理论研究家，曾任《人民日报》社美术编辑，现任中国新闻漫画研究会会长。出版有《方成漫画选》《幽默·讽刺·漫画》《滑稽与幽默》《方成连环漫画集》《笑的艺术》《漫画艺术欣赏》《方成谈漫画艺术》等著作。荣获首届"中国美术奖·终身成就奖"。

（本书部分照片由受访名人提供。）